강동우·백혜경의
발칙한
동상이몽

강동우·백혜경의
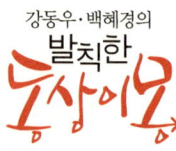

초판 인쇄 | 2012년 11월 25일
초판 발행 | 2012년 12월 3일

지 은 이 | 강동우, 백혜경
발 행 인 | 김태웅
총　　괄 | 권혁주
기　　획 | 이규태, 장영임
편　　집 | 양민영
디 자 인 | 박서현
마 케 팅 | 서재욱, 정상석, 이규태, 장영임
　　　　　김귀찬, 왕성석, 김철영
제　　작 | 현대순

발 행 처 | 동양북스
등　　록 | 제 10-806호(1993년 4월 3일)
주　　소 | 서울시 마포구 서교동 463-16호 (121-842)
전　　화 | (02)337-1737
팩　　스 | (02)334-6624
웹사이트 | http://www.dongyangbooks.com
　　　　　http://www.dongyangtv.com

ISBN 978-89-8300-998-2 13180

▶ 본 책은 저작권법에 의해 보호를 받는 저작물이므로 무단 전재와 복제를 금합니다.

강동우·백혜경의 발칙한 동상이몽

강동우·백혜경 지음

동양books

머리글
《발칙한 동상이몽》의 발간에 즈음하여

"가족 같은 느낌밖에 없는데 무슨 섹스입니까?(잡은 물고기에게 먹이 주는 거 봤습니까?)"

"달라도 너무 달라서 우리 부부는 도저히 안 맞는 것 같아요."

"섹스만 안 하는 우리 부부는 소울메이트예요. 서로 잘 지내는데 굳이 섹스를 해야 하나요?"

남녀, 부부의 성문제나 성기능 장애를 다뤄오면서 저희들이 가장 많이 듣는 얘기들입니다. 전문가 입장에서 들을 때마다 참 안타까운 소리죠.

2012년 저희 연구소가 EBS 방송과 함께 '2012년 한국인의 성생활'을 62개 항목에 걸쳐 조사했던 결과를 보면, 한국의 성인 남녀는 대부분(91.4%) 성생활이 삶과 인간관계에 중요하다고 답했습니다. 반대로 성생활이 중요하지 않다고 답한 사람은 8.6%에 불과했습니다.

대부분의 한국인은 성생활이 삶에서 아주 중요하다는 사실을 알고 있습니다. 그런데 같은 조사에서 기혼 여성의 38.7%가 '성생활이 월 1

회 이하거나 거의 안 한다'고 답했고, 기혼 남성의 경우 25.2%가 월 1회 이하라고 응답했습니다. 1년에 10회 미만, 혹은 한 달에 한 번 이하의 성관계를 갖는 경우를 흔히 '섹스리스(sexless) 증후군'이라고 하는데, 대한민국 성인 부부의 섹스리스 비율이 30%를 훌쩍 넘고 이는 세계 최악의 수준입니다.

1995년 에드워드 라우만 박사가 미국 성인 2,500명을 대상으로 실시한 '미국인들의 건강과 사회생활 조사'에 따르면 미국에서도 섹스리스 부부가 20%를 넘고, 이 가운데는 성기능 장애로 인한 섹스리스가 상대적으로 많았습니다. 반면 섹스리스 부부가 30%를 상회하는 한국은 별다른 성기능 장애 없이도 배우자와의 섹스를 피하는 경우가 적잖습니다. 한국의 부부들은 부부간 성관계에서 큰 만족을 느끼지 못하는 데다 상당수가 치료도 받으려 하지 않습니다. 한술 더 떠서 섹스리스를 문제라고 여기지도 않거나 건강한 성생활을 통해 부부관계의 친밀감과 안정감을 찾을 노력조차 하지 않는 것이 더 큰 문제입니다.

한 사람의 삶에 있어서 가장 소중하면서 밀접한 인간관계가 바로 연인 또는 부부의 관계입니다. 이 관계가 친구, 동료 보다 월등한 위치를 차지하는 이유는 사랑이라는 감정과 이에 따라붙는 성생활이 개입되기 때문일 것입니다. 또한 건강한 성생활은 한 사람의 행복을 결정짓는 가장 중요한 요소 중 하나이기도 합니다. 이 복잡 미묘한 남녀관계를 풀어 나가기 어려워하고 이로 인해 상심하는 사람들을, 저희들은 치료자로서 너무나 많이 만나왔습니다.

그래서 2003년 봄, 저희는 성과학 연구의 메카로 불리는 미국 킨제이 연구소로 날아가는 비행기에 몸을 실었습니다. 남녀의 관계 문제와 성문제, 성기능 장애를 제대로 보는 전문가가 되고 싶다는 오랜 희망과 꿈을 이루기 위해 태평양을 건넜지요.

성의학을 배우고 환자를 접하면서 저희가 무엇보다도 절실히 느꼈던 바는, 성문제나 성기능 장애를 제대로 다루기 위해서는 성과 관련된 참으로 다양한 임상분야를 두루 배우고 경험해야 한다는 사실이었습니다. 또한 부부 한 쪽의 성기능 장애가 부부간의 갈등을 유발하며, 역으로 부부 갈등이 성기능 장애를 유발하거나 악화시킨다는 사실도 깨달았습니다.

　실제로 성문제나 성기능 장애는 심리적인 원인과 기질적인 원인을 따로 분리하기 힘듭니다. 그래서 접근 방식도 성기능과 관련된 정신과/비뇨기과/산부인과/내분비내과/부부 치료의 통합적인 지식과 의료 체계가 필요합니다. 게다가 1인의 문제가 아니라 '연인'이나 '부부'라는 하나의 '팀'의 문제이기도 합니다.

　좀 더 심각한 성문제인 성기능 장애도 한국에서는 그저 정력을 보충하거나 인공적인 발기를 도와주는 게 치료인 것처럼 오해하는 경우가 많습니다. 예를 들어 발기 약은 복용한 사람의 발기를 일시적으로 도와주는 약이지, 이 약을 먹는다고 무조건 발기부전의 원인 자체가 교정되는 것은 아닙니다. 또, 성기의 크기나 모양을 바꾸면 성기능이 좋아지고 부부 관계가 돈독해질 것처럼 현혹하는 근거불명의 시술이

판치기도 합니다.

이런 안타까운 현실 속에서 저희는 한국에 제대로 된 성의학적 지식과 정보가 뿌리내리길 바랍니다. 아울러 성에 대해 올바른 이해가 더 많이 이뤄졌으면 합니다. 이런 저희의 바람이 이루어지길 바라는 마음이 이 책을 구상하는 계기가 되었습니다.

남녀는 여러모로 비슷한 면도 있으며 다른 면도 있습니다. 연인이나 부부라면 이런 서로의 공통점과 차이점을 더 잘 이해해야겠지요. 이 책을 통해 더 많은 커플이 서로를 더 잘 이해하게 되었으면 합니다. 또한 저희가 고민하며 치료해왔던 수많은 치료 사례들을 통해, 좀 더 심각한 성문제나 성기능 장애를 겪고 있는 부부들이 용기를 내고 문제를 해결하고 치유하는 밑거름이 되길 바랍니다.

이 책은 연인이나 부부뿐 아니라 아직 싱글인 남성과 여성에게도 좋은 성교육 지침서가 될 수 있습니다. 단순히 임신이나 피임, 성병 교육만 하는 한국의 성교육 수준은 가장 중요한 핵심을 비껴가고 있습니다. 남녀 심리와 성기능을 이해하고 서로 관계 형성을 위한 올바른 방법을 찾아가는 것이 진정한 성교육입니다. 한국에 아직 이런 성교육이 없는 데서 비롯된 아쉬움도 이 책을 발간한 또 하나의 이유입니다.

　이 책을 통해 성을 제대로 모르는 많은 분들이 자기 자신 또는 상대 이성에 대한 정확한 성지식을 접하고, 인터넷에 범람하는 잘못된 성정보를 바로잡길 바랍니다.

　저희 두 사람도 부부입니다. 부부인 저희가 각자 남자로서 또 여자로서 서로 다른 남녀의 성심리와 성차이를 알기 쉽게 설명하고, 한편으론 하나의 치료팀으로서 여러 가지 해석과 조언을 드렸습니다. 이 책이 나 자신뿐만 아니라 나와 다른 이성을 더 잘 이해하고 행복한 관계를 만드는 데 좋은 지침이 되길 바랍니다.

2012년 가을
진료실에서 강동우·백혜경

추천사
동상이몽 아닌 동상동몽을 위하여

"남자 세 명 중 한 명은 동성애 경험을 고백했다."
"유부남의 30~45%는 아내 몰래 바람을 피웠고, 남성의 90%는 자위행위를 했다."

2012년도 막바지에 접어든 지금 접하기에도 다소 파격적인 이 문장은 알프레드 C 킨제이 박사가 1948년에 내놓은 '인간 남성의 성적 행동' 보고서의 일부이다. 킨제이 박사는 오늘날 우리가 '킨제이 보고서'라 부르는 이 책을 통해서 10년간 9,000명의 남성을 상대로 성행위에 대해 인터뷰한 결과를 세상에 알렸다.

킨제이 보고서는 발표되자마자 엄청난 파란을 일으켰다. 시사 주간지 《《뉴스위크》》지는 다윈의 진화론 이후, 이보다 충격적인 과학서는 없었다고 했다. 이후 그는 1953년에 9,000명의 여성을 조사한 '인간 여성의 성적 행동' 보고서도 내놓았다. 이로써 킨제이 박사는 아담과 이브의 국부를 가린 나뭇잎을 떼어 버렸다는 평가를 받았으며, 이 사건을 계기로 성의학은 당당하게 과학의 반열에 올라섰다.

　킨제이 보고서가 세상을 발칵 뒤집어 놓은 지 50년의 세월이 지났다. 그동안 현대인의 성의학과 성에 대한 인식은 어떻게 변했을까? 특히 유교 문화의 영향으로 성을 억제하고 감추어야 할 것으로 여기는 대한민국의 성인 남녀에게 성이란 무엇일까? 우리나라에도 고루한 성문화를 향해서 직격탄을 날릴 선구적인 인물이 있을까?

　나는 강동우 박사를 '한국의 킨제이'라 부르는 데 주저하지 않는다. 그는 정신과 전문의로서 오랜 시간 미국 킨제이 연구소에서 성의학을 연구했다. 강동우 박사의 활약상은 성의학 분야에만 국한되지 않는다.

그는 《〈소설 의과대학〉》을 집필한 소설가이며, 여러 매체를 통해 대중에게 친근하게 다가가 성의 중요성을 일깨우고 있다.

  사람이 즐겁고 행복해지기 위해 중요한 것 중의 하나가 섹스라는 강동우 박사의 생각에 나는 전적으로 동의한다. 그런데 한국인의 섹스 만족도는 다른 민족의 그것과 비교하면 현저하게 낮다. 한국인 중 남자는 9%, 여자는 7%만이 섹스에 만족한다고 답했다. 이는 2006년도 세계비뇨기학회가 내놓은 공식적인 통계 수치이다. 세계인의 평균이 50% 정도 되는 것을 감안하면 우리나라 사람들의 섹스 만족도는 평균보다 훨씬 낮은 수준임을 알 수 있다. 그렇다면 유독 한국인의 섹스 만족도가 낮은 이유는 무엇일까? 나는 그 원인이 우리 사회가 지나치게 경쟁 위주로 돌아가는 데에 있다고 본다. 어디를 가든, 무슨 일을 하든, 치열하게 경쟁해야 하고 일등이 되어야 한다. 일등에만 환호하고 일등을 동경하는 사회적인 분위기가 만연하다.

경쟁이 유발하는 부담과 긴장으로 인해 한국인의 교감신경은 늘 흥분되어 있다. 그래서 남자는 발기가 안되고 여자는 애액이 나오지 않는다. 사실 정신을 치유하는 데 섹스만큼 좋은 것이 없는데 성생활의 만족도가 낮으니 사회 심리가 엉뚱하게 비뚤어진다.

결국 비뚤어진 심리가 여러 가지 성문제를 유발했고 성은 우리 사회의 뜨거운 화두로 떠올랐다. 때마침 강동우 박사가 《〈발칙한 동상이몽〉》을 발간한다는 소식을 들었다. 나는 이 책이 우리 사회의 성문화와 성에 대한 인식을 흔들어 놓을 계기가 될 것이라고 생각한다.

같은 침대에서 한 이불을 덮고 누워 있지만 서로 다른 꿈을 꾸는 섹스리스 부부들이 이 책을 통해서 변화하길 바란다. 부부가 한데 누워 행복한 꿈을 꾸는 것이야말로 우리 생에 허락된 가장 큰 축복이다.

2012년 11월
이시형

차례

머리글 《발칙한 동상이몽》의 발간에 즈음하여 · 04
추천사 동상이몽 아닌 동상동몽을 위하여 · 10

그 남자의 속사정

결정적인 순간에 서두르는 남자 · 22
30초짜리 남자들 · 25
때로는 남자도 아프다 · 29
성클리닉 Q&A 비아그라의 탄생, 그 이후 · 32

첫날밤 실패는 무죄 · 34
먹고 달리고 관리하라 · 37
구구단은 왜 외우나요? · 40
성클리닉 Q&A 탈모냐, 성기능이냐 · 44

강해지려면 힘을 빼라? · 46
너무 오래 걸려 슬픈 남자 · 49
화살촉이 아닌 골무 · 52
성클리닉 Q&A 약, 제대로 드세요 · 56

골인 지점을 눈앞에 두고 · 58
무덤덤한 절정 · 61
접이불루 아니고요, 용불용설 맞습니다! · 64
성클리닉 Q&A 꼭 알아야 할 피임 상식 · 68

PART 2
여자만큼 섬세한, 그대 이름은 남자

내 남자 사로잡는 법 · 72
최고의 아내 · 75
알코올의 두 얼굴 · 78
성클리닉 Q&A 두꺼워도 얇아도 불편한 그것 · 82

고개 숙인 장남 · 84
가을 타는 남자에게 비타민D를 · 88
피터팬 증후군 · 91
성클리닉 Q&A 사이즈와 성기능 1 · 94

100% 보장에 속지 마세요 · 96
남자들이여, 귀차니즘에서 벗어나라! · 100
남자도 위로받고 싶다 · 103
성클리닉 Q&A 사이즈와 성기능 2 · 106

절망의 종착역 · 108
누구도 사랑하지 않는 남자 · 111

PART 3

당신은 여자에 대해 얼마나 아십니까?

기다려 주지 않는 여자 · 116
언터처블 아내 · 119
라이크 어 버진? · 122
성클리닉 Q&A 아내를 위한 시간 투자 · 126

롤러코스터 같은 여자 · 128
주체할 수 없어요 · 131
성클리닉 Q&A 무엇에 쓰는 물건이고? · 134

바이가슴(Bi-gasm) 시대 · 136
아내는 아바타가 아니다 · 139
자랑거리인가, 재앙인가? · 143
성클리닉 Q&A 분위기 깨는 불청객 · 146

색깔에 집착하는 남편 · 148
남과 여, 뿌리는 같다 · 151
명필이 붓을 탓하랴 · 154
성클리닉 Q&A 소중한 꽃잎 · 158

PART 4

언제나 사랑받고 싶은 그녀

그녀의 우울 · 162
악처만도 못한 아내 · 165
아내는 왜, 밖으로만 돌까? · 168
성클리닉 Q&A 소문, 그리고 진실 1 · 172

이유 있는 아내의 파업 · 174
슬픈 에필로그 · 177
잡은 물고기? · 180
성클리닉 Q&A 소문, 그리고 진실 2 · 184

마음부터 치료하세요 · 186
차렷 자세의 아내 · 188
여성이 행복할 권리 · 191
성클리닉 Q&A 고통스러운 잠자리 · 194

쇼핑이 더 좋아 · 196
남편이 두려워요 · 199
출산 후에 멀어진 그녀 · 202
성클리닉 Q&A 피임약, 섹시함을 위협한다? · 206

아내는 명배우 · 208
우렁신랑이 섹시하다 · 211
밥만 먹고 사는 여자? · 214

굿바이, 트러블

구제불능은 없다 · 218
몇 살까지 가능할까? · 221
진실의 입 · 225
성클리닉 Q&A 에이즈보다 무서운 병 · 228

부비부비 조심하세요 · 230
들킬까 봐 두려운 밤 · 233
사랑의 오작동 · 237
성클리닉 Q&A 호르몬 탓만 하지 마라 · 240

최선을 찾는 놀이 · 242
악취 없애고 센스 있게 · 245
성클리닉 Q&A 임신 중이라 걱정돼요 · 248

기쁨을 더하는 소리 · 250
잘하려 애쓰면 더 안돼 · 253

PART 6 사랑과 전쟁, 그리고 해피엔드

대물림되는 부부 불화 · 258
침묵보다 못한 고백 · 261
성격 나쁘면 사랑도 어렵다 · 264
성클리닉 Q&A 최종 병기, 스킨십 · 268

애들 앞에서 욕하지 맙시다 · 270
허니문 베이비는 축복? · 273
부부 침대의 가치 · 276
성클리닉 Q&A 최음제, 파멸의 시작 · 280

절제와 금기의 미학 · 282
다르니까 부부다 · 285
성클리닉 Q&A 환경호르몬과 성(性) · 288

부부를 울리는 유리벽 · 290
엉뚱한 누명 · 293
커피 달고 사는 당신 · 296
성클리닉 Q&A 원초적 장면 피하기 · 300

남편의 명절증후군 · 302
돈으로 살 수 없는 행복 · 305
불황 땐 부부도 구조조정 · 308

부록 동상이몽의 현주소 · 312

PART 6

사랑과 전쟁, 그리고 해피엔드

대물림되는 부부 불화 · 258
침묵보다 못한 고백 · 261
성격 나쁘면 사랑도 어렵다 · 264
성클리닉 Q&A 최종 병기, 스킨십 · 268

애들 앞에서 욕하지 맙시다 · 270
허니문 베이비는 축복? · 273
부부 침대의 가치 · 276
성클리닉 Q&A 최음제, 파멸의 시작 · 280

절제와 금기의 미학 · 282
다르니까 부부다 · 285
성클리닉 Q&A 환경호르몬과 성(性) · 288

부부를 울리는 유리벽 · 290
엉뚱한 누명 · 293
커피 달고 사는 당신 · 296
성클리닉 Q&A 원초적 장면 피하기 · 300

남편의 명절증후군 · 302
돈으로 살 수 없는 행복 · 305
불황 땐 부부도 구조조정 · 308

부록 동상이몽의 현주소 · 312

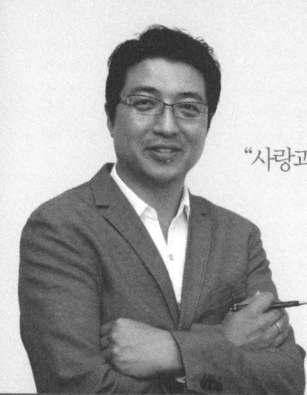
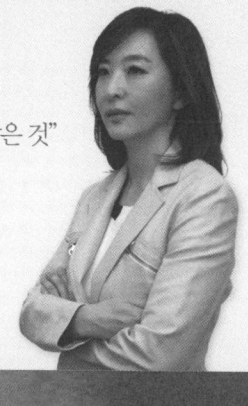

"사랑과 성, 한쪽으로 치우치면 날 수 없는 양쪽 날개 같은 것"
"같지만 서로 다른 남과 여의 비밀"

PART 1

그 남자의 속사정

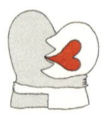

결정적인 순간에
서두르는 남자

최근 오랜만에 만난 후배 여의사 P는 와인 한 잔에 감정이 격해졌는지 자신의 부부 문제를 필자에게 하소연했다.

"제 남편은 도통 매너가 없어요. 어찌 그리도 전희를 모르는지……."
평소 다소곳하고 자존심 강한 P가 이런 불만을 표한 것은 엄청난 파격이었다. 엘리트 의사 P에게 성문제가 얼마나 스트레스인지 짐작할 만했다. 무엇 때문에 남편이 전희를 피한다고 생각하느냐 물어보았더니 P는 "보수적이고 성지식도 부족하고 자신밖에 모르는 거겠죠, 뭐." 하고 단언했다. 그 대답에 필자가 고개를 가로젓자, 그렇다면 도대체 뭐가 문제냐고 P는 되물었다.

전희를 기피하는 남성에게는 의외로 다양한 이유가 숨어 있다. 가볍게는 P의 표현처럼 '순진남'인 경우이다. 그들은 성흥분을 위해서 남성보다 여성에게 전희가 필요하다는 성지식 자체를 모른다. 그 외에 평소 스킨십도 익숙하지 않고 쑥스러워 삽입에만 몰두하는 '소심남'이 있으며, 여성의 만족 따윈 아랑곳없이 오로지 자신의 만족에만 급급한 '이기남'도 있다.

가장 큰 문제는 발기부전이나 조루 등 성기능 장애 때문에 전희를 피하는 경우이다. 특히 발기 유지에 자신 없는 남성은 발기가 수그러들기 전에 재빨리 성행위를 치러야 하는 절박감에 전희로 시간 끌 여유가 없다. 발기 문제가 있다면 전희를 줄일 게 아니라 발기 기능을 고쳐야 하는데 엉뚱한 방향을 택한 것이다.

실제 발기 반응을 위해 적절한 전희나 스킨십만큼 도움 되는 게 없다. 발기 유지가 어렵다고 전희나 성행위 중 스킨십을 회피하는 것은 마치 거추장스럽다고 비행기의 날개를 떼어 버리는 것과 같다. 더구나 의식적으로 유지하려 애쓴다고 발기가 더 잘되는 것은 아니며, 오히려 편안한 마음으로 전희에 몰입하는 것이 흥분 반응과 발기에 더 낫다.

발기부전뿐 아니라 조루 남성들도 전희를 피하는 경향이 꽤 있다. 전희를 하면 성흥분이 상승하고 그만큼 삽입하자마자 쉽게 사정에 도달할 것이란 막연한 두려움에 전희를 계속 피하는 것이다. 자극을 피하고 성흥분을 억제해 그 꼭짓점인 오르가슴을 어떻게든 지연시키려는 속셈인데, 사실은 조루에 도움이 되지 못한다. 오히려 자극을 피하려고만 들면 성적 자극에 점점 낯설게 되고, 실제 성행위에서는 가벼운 자극만 받아도 쉽게 흥분이 급상승하는 역효과를 낳을 수 있다. 이런 이유로 조루 치료는 자극을 피하는 쪽이 아니라 자극과 성흥분 반응에 익숙해지는 방향으로 훈련한다.

앞서 언급했듯 **만약 발기부전이나 조루 등 성기능 장애가 있어 전희를 회피하면 그 원인이 되는 성기능 장애 자체를 고치는 것이 우선이다.** 전희를 피하기만 하는 남편을 아내가 노골적으로 비난한다고 해결될 문제는 아니다. 남편이 왜 전희를 피하는지 고민해 보고, 혼자 끙끙 앓게 놔둘 게 아니라 성기능 장애를 치료받도록 권유하고 돕는 게 최선이다.

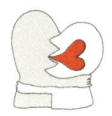

30초짜리 남자들

"박사님, 제 30초 인생 좀 바꿔 주세요."

이렇게 시간 문제를 거론하는 남성은 대부분 조루와 관련이 있다. 하지만 30대 초반의 T씨는 다른 이유로 고민하고 있었다.

"예전엔 꽤 오래 단단했던 놈이 요즘은 1분도 안 돼 쉽게 흐물거리니 원……."

몇 개월 전부터 T씨의 발기는 갑작스러운 변화를 맞았다. 발기가 되었다가도 쉽게 풀려 버리니 여간 골치가 아니었다. 한마디로 발기 유지가 안되는 것인데 이런 현상은 여성 앞에서 삽입을 하려면 더욱 두드러졌다.

당황한 T씨가 인터넷을 뒤지고 나름대로 알아본 바, 발기 유지가 잘 되지 않으면 '정맥성 발기부전'일 수 있다는 소리를 들었다. 깜짝 놀라서 병원으로 가 진찰을 받았더니 그곳 의사 역시 정맥성 발기부전 같다고 진단했다. 설상가상으로 인터넷이나 일부 비전문가로부터 정맥성 발기부전은 뾰족한 완치법이 없어 발기 약이나 발기 주사를 통해 인공적인 발기를 시키거나 아예 수술할 수밖에 없다는 얘기를 듣게 되자 좌절감은 더욱 커졌다.

T씨는 극도의 절망감에 빠진 채 필자를 찾아왔다. 하지만 면밀히 검사한 결과 그의 문제는 그야말로 '절망적인' 정맥성 발기부전은 아니었다.

사실은 정맥 기능이 다른 원인으로 인해 일시적으로 제한받고 오작동한 것이었다. 이런 환자는 정맥 기능을 저하시키는 원인을 교정하면 십중팔구 완치된다.

발기가 제대로 유지되지 않거나 혈관 도플러 검사상 정맥 기능이 일부 떨어지는 결과가 나온다고 무조건 최악의 정맥성 발기부전은 아니다. 극도의 긴장이나 불안, 강한 스트레스 상황, 발기에 대한 두려움과 중압감은 교감신경을 흥분시킨다. 이때 만들어지는 아드레날린은 강력한 혈관 수축제로 발기가 풀려 버리는 상황을 유발하며, 이는 검사 시에도 마찬가지로 정맥 기능을 제한한다.

문제는 성의학 전문 지식이 부족한 환자들은 물론, 의사조차 쉽게 사그라지는 양상의 발기에 대해 무조건 정맥성 발기부전이라는 오진을

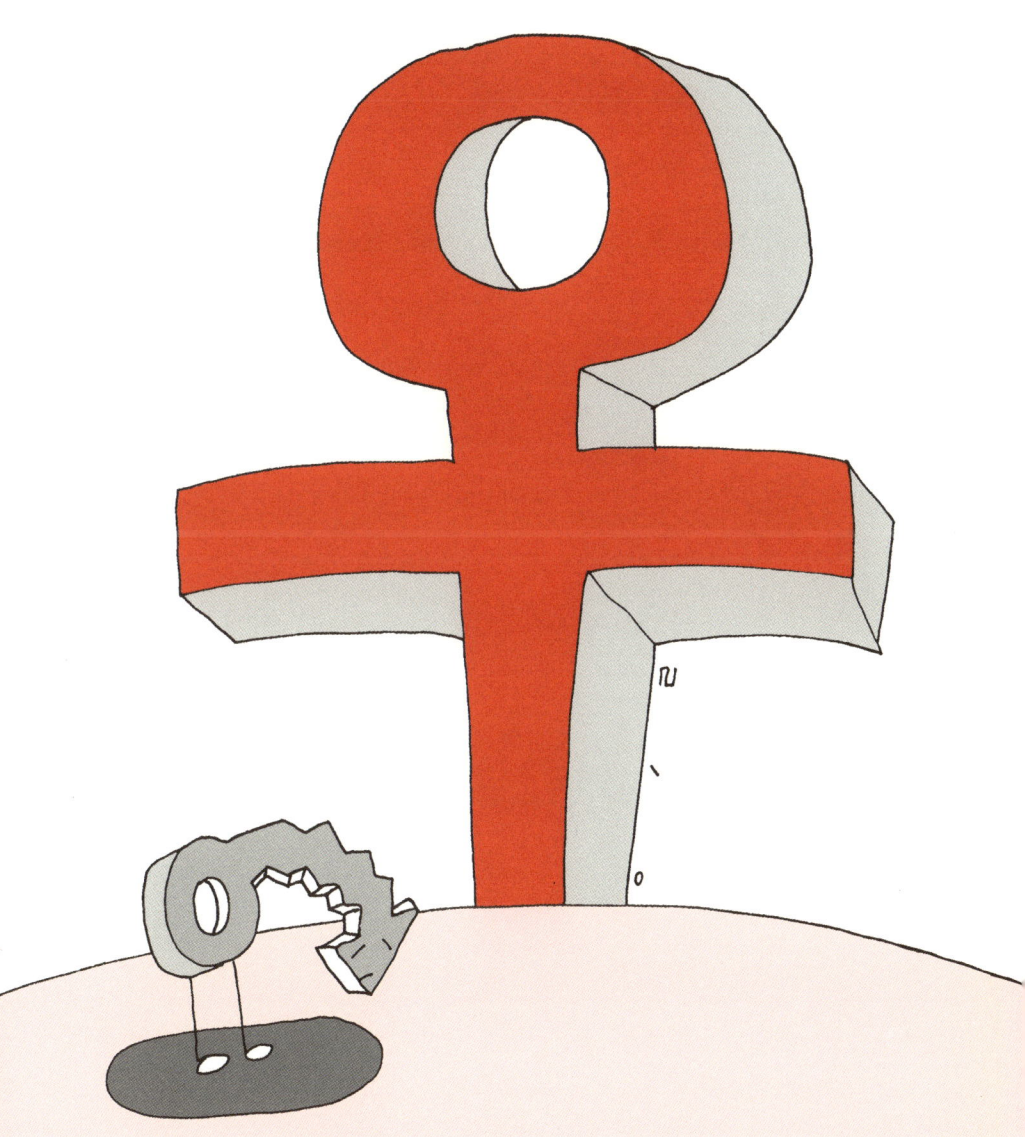

절망적인 정맥성 발기부전은 많지 않다. 정맥 기능을 저하시키는 원인을 교정하면 완치된다.

많이 한다는 점이다. 실제 정맥성 발기부전인지 다른 원인으로 인한 발기부전인지 알 수 있는 손쉬운 감별 포인트는 자위 시와 평상시 발기상태를 비교해 보는 것이다. 자위 시에 발기가 더 낫다면 심각한 정맥성 문제로 보기 어렵다.

정맥성으로 보이는 발기부전뿐 아니라 대부분의 발기부전은 원인만 잘 찾아 교정하면 제법 완치가 가능한 질환이다. 20~30대 젊은 남성의 경우는 더더욱 그렇다. 그럼에도 원인에 맞는 제대로 된 치료는 제쳐둔 채 발기 약이나 발기 주사에만 의존하는 것은 발기부전의 완전한 치료라 할 수 없다. 완전한 치료란 자연 발기가 가능한 상태로 회복시키는 것이다.

한두 번의 두통이야 두통약으로 건너뛸 수 있지만 두통이 만성적으로 반복된다면 원인을 정확히 찾아야 한다. 그 원인이 혈압이면 혈압 치료를 하고, 스트레스에 따른 긴장성 두통이라면 스트레스와 긴장을 다루는 것이 두통을 치료하는 올바른 방법이다. 두통 약을 반복해 복용한다고 해서 두통이 완치될 수는 없듯, 발기 약이나 발기 주사만 맞고 인공 발기를 시킨다고 발기부전이 완치되는 것은 아니다. 원인을 찾아 치료하는 것이 제대로 된 치료이다.

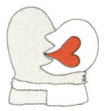

때로는 남자도 아프다

"성행위를 하면 아픕니다."

진료실에서 이런 호소를 하는 환자들은 대부분 여성이다. 흔히 성행위의 통증은 여성의 전유물로 여기는 경우가 많고 여성의 주요한 성기능 장애에 속한다. 질염이나 호르몬 불균형, 분비액의 부족, 폐경기의 위축성 문제 등이 있을 때 여성의 통증이 잦다. 그런데 남성들도 성행위 시 통증을 호소하는 경우가 있다.

"아내의 몸속에 뭔가 있어요. 날카롭게 찔러댑니다."

과거 필자의 진료실에 찾아온 남성은 아내의 질 속에 무언가 날카로운 종양이 생겨 아픈 것 같다며 한사코 아내를 검진해 주길 바랐다. 여성의 몸속에 덩어리가 있다면 대부분 둔탁한 이물감 정도를 느낄 뿐인데 말이다.

"피임을 하고 계시는군요."

검진을 끝낸 뒤 필자가 이렇게 말하자 부부는 모두 어리둥절해했다. 사실은 아내가 피임용 자궁 내 장치, 흔히 말하는 루프를 했던 것이다. 자궁 내 장치를 나중에 쉽게 제거하도록 낚싯줄 같은 실을 자궁 경부 밖으로 조금 남겨 두는데, 남편의 귀두가 이 실에 닿으면 날카로운 통증을 느낄 수 있다. 이 경우 실을 조금 짧게 잘라 주면 통증이 사라진다.

이런 특이한 경우를 제외하곤 남성의 성교통은 대부분 남성 자신의 문제이다. **가장 흔한 것이 바로 요도염이나 귀두염, 또 이에 겹친 전립선염 등 비뇨생식기계에 염증이 있는 경우로 성행위 시 귀두가 압박되면서 통증을 느낀다.** 이런 경우는 평소에도 귀두 부분을 눌러 보면 비슷한 통증이 나타나는 경향이 있다.

하지만 이 대목에서 유념해야 할 것은 **성교통이나 배뇨 시 통증이 없다고, 또 일반 소변 검사에서 정상적이라고 성병이나 염증이 없을 것이라고 확신하지 말라**는 것이다. 성병이나 비뇨생식기 감염이 있다할지라도 증상이 없는 경우가 더 많기 때문이다. 그 외에도 성행위 시 불편감은 남성의 호르몬이 급격히 감퇴하면서 귀두나 성기에 위축이 생겨 나타날 수도 있다.

이와는 달리 신체적으로 아무런 문제가 없는데 남성이 아프다고 하는 경우도 있다. 흔히 '이빨 달린 질(Vagina Dentata)'로 묘사돼 왔던 여성의 성기에 대한 두려움으로 성행위가 아프다는 주관적 반응을 보일 수 있다. 이는 여성성에 대한 무의식적 공포와 관련 있는데 이빨 달린 질은 남성의 거세 공포를 의미한다. 게다가 두려움 때문에 삽입 성행위를 기피하거나 페티시즘(fetishism), 기타 변태적 기호를 갖는 경우도 많다. 필자가 만난 환자 중에는 지저분한 성매매는 하면서도 순결을 고수해온 여성과는 성교통이 있다며 결혼까지 회피했던 사례도 있었다.

하지만 남성들이 무서워해야 할 것은 현실에 존재하지도 않는 여성 성기의 이빨이 아니다. 정작 무서운 것은 무분별한 쾌락을 쫓다가 성병에 노출되고 무고한 아내에게 성병을 옮기는 것이다. 또, 불륜 상대인 여성의 '성격'도 무서운 이빨이 될 수 있다. 이런 여성들은 교제 초입에 강렬한 매력으로 유혹하기 때문에 남성들이 뿌리치기 어렵다. 관계가 지속되면 이들의 질투와 집착이 아주 강한 이빨처럼 집요하게 상대방을 괴롭히고 가정까지 파탄으로 이끌기도 한다. 이럴 때 남성들은 상대방만 탓할 게 아니라, 왜 그런 여성에게 자꾸 끌리는지 자신의 병든 마음도 자세히 들여다볼 필요가 있다.

비아그라의 탄생, 그 이후

 요즘 발기 약의 도움을 받는 남성들이 많다고 들었어요. 비아그라 말고도 종류가 많다면서요? 발기약에 대해서 자세히 알려 주세요.

 먹기만 하면 발기를 도와주는 작은 알약 비아그라는 수많은 남성들의 말 못할 고민을 일거에 쓸어갔습니다. 비아그라는 또, 성생활의 행복이 사회적 이슈로 자리 잡게 한 일등공신이기도 합니다. 비아그라 덕분에 성의학은 르네상스를 맞았다고 해도 과언이 아닙니다.

발기 약은 폐동맥 고혈압의 치료제를 연구하던 중에 탄생했습니다. 실험군에서 발기력 향상이 관찰되면서 약의 용도가 바뀐 것입니다. 남성의 발기 현상은 음경의 발기해면체에 혈류가 충만해져서 생기는 현상입니다. 음경 혈관 확장을 유발하는 cGMP는 PDE효소에 의해 분해되는데 발기 약은 바로 이 효소를 억제합니다. cGMP가 분해되는 것을 방해해 지속적인 cGMP 작용에 따라 발기가 유지될 수 있게 하는 거죠.

cGMP가 다른 혈관에도 작용하다 보니 간혹 부작용이 생기기도 합니다. 두통, 안면홍조, 충혈, 코막힘, 메스꺼움, 가슴 두근거림, 심장부하 등의 부작용이 있고 부작용이 심각하면 사망에 이를 수도 있습니다. 통상 발기약은 성행위 30분 전에 복용하는데 약효는 4~36시간 지속됩니다. 그런데 여기서 말하는 지속시간이란 발기가 계속되는 것이 아니라, 해당 시간 내에 성흥분이 있으면 약효를 볼 수 있다는 뜻입니다.

발기 약의 대명사인 비아그라는 약효가 4시간 지속되고, 레비트라는 4시간 지속에 강한 발기 효과로 당뇨 등 합병증이 있거나 다소 심한 발기부전일 때 효과가 있습니다. 시알리스는 지속 시간이 36시간으로 젊은 층이나 주말에 성행위를 반복하는 경우에 도움이 됩니다. 효과가 12시간 지속되는 토종 신약 자이데나는 근래 상당한 인기를 누리고 있고, 또 다른 신약 엠빅스도 시장에서 좋은 호응을 얻고 있죠. 끝으로 성분명이 다폭세틴으로 알려진 경구용 조루 약은 남성의 가장 흔한 성기능 장애인 조루 문제에 일시적인 사정 지연 효과를 볼 수 있습니다. 하지만 일회성 복용만으로 조루 문제 자체가 완전 치료되기를 기대한다면 이는 분명 과욕입니다. 발기 약도 마찬가지죠. 이런 약들은 일시적인 발기에 도움을 줄뿐, 약만으로 발기부전이 자연발기로 완치되는 것은 아닙니다. 현재 성의학은 상당히 다양한 방법으로 원인을 치료할 수 있는 경지에 이르렀습니다. 각종 심신의 원인에 대한 약물 치료, 호르몬 치료, 심리 치료, 성 치료 등 각 치료법을 체계적으로 잘 통합해 응용할 줄 아는 전문가를 만나면 그만큼 치료 가능성이 높아집니다.

또 수많은 연구에서 밝혀졌듯 천연 비아그라는 바로 운동과 숙면, 비만·성인병·스트레스 관리, 그리고 성행위 자체입니다. 의학적으로 적절한 수준의 성생활은 심신 건강에 여러모로 도움이 되며 친밀감과 유대감을 키우는 훌륭한 정서적 영양제죠. 성기능에 문제가 있다고 내버려 두거나 회피하기엔 성생활은 너무나 중요한 우리 삶의 일부라는 사실을 잊지 마세요.

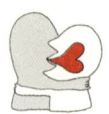

첫날밤 실패는
무죄

 요즘은 많이 사라졌지만, 우리 조상들에겐 결혼 첫날밤을 앞둔 신랑을 거꾸로 매달아 놓고 발바닥을 때리는 풍습이 있다. 이를 최대한 긍정적으로 해석한다면 지나친 긴장을 풀고 혈류순환을 활성화하려는 의도가 아니었을까 추측된다. 여기에 필자의 재해석을 덧붙이자면 신랑이 첫날밤 거사(?)에 실패하더라도 발바닥을 맞아 고단했기 때문이라는 적당한 변명거리를 주려는 의미도 있을 것이다.
 지나친 음주와 몸 고생에 첫날밤도 치르지 못하고 곯아떨어진 신랑을 신부가 어찌 나무랄 수 있으랴. 길게 보면 첫날밤을 제대로 치르지 못한 것이 아주 나쁜 상황이라고 하긴 어렵다. 아주 먼 옛날엔 연애 기간이

거의 없었고, 가문끼리 혼사가 맺어진 경우가 대부분이라 상대방과의 친밀감은 전무한 상태였다. 몸 고생을 한 신랑을 돌보며 보내는 며칠이 남녀 간에 적응 기간이라고 할 수 있다.

첫날밤의 실패가 반드시 신체 이상을 의미하지는 않는다. 결혼하기 전에 정상적인 자위가 가능했다면 더 그렇다. 대부분 지나치게 긴장하거나 상대를 만족시켜야겠다는 생각이 앞서다 보니 자연스러워야 할 성 반응이 억제되기 때문에 벌어진 실패이다. 이는 긴장에 따른 상황성 발기부전의 상황으로, 심하지 않다면 경험이 늘어나면서 회복된다.

물론, 첫날밤의 실패 원인이 여성에게 있는 경우도 있다.

"아내가 너무 아프다고 하니 도저히 삽입이 안돼요. 흥분이 깨져서인지 발기도 잘 안됩니다. 자꾸 아파하는 아내한테 신경이 쓰여서……."

삽입에 대한 공포로 인해 여성이 질경련을 일으키거나 여성이 아플까 봐 잔뜩 몸을 경직시켜 남성을 자연스럽게 받아들이지 못하면 삽입이 쉽지 않다.

초기 성경험에서 이런 형태의 실패는 서로 있을 수 있는 일이란 인식과 이해가 필요하다. 무슨 일이든 누구나 처음부터 고수는 아니기 때문이다. 좌절하지 말고 여유를 갖고 적응하는 게 중요하다. 한마디로 첫날밤의 실패는 무죄 쪽으로 보는 게 낫다. 첫날밤 성행위의 실패가 유죄가 되는 것은 실패한 것 자체가 아니다.

오히려 실패 이후의 태도에 따라 유무죄가 결정난다. 앞선 실패에 너무 집착해 또 안될까 지나친 수행 불안감을 갖거나, 이를 두고 아내의 매력 부족으로 돌리는 경우가 적지 않다. 또 피곤하다는 둥 분위기가 안 난다는 둥 이런저런 변명을 늘어놓으며 성행위를 기피하는 것이 유죄이다. 이런 유죄 남성들은 궁합이 안 맞는다는 표현도 자주 한다. 자위할 때는 잘되니까 자신은 아무런 문제가 없다고 강변하면서 문제만 키우기도 한다.

"남편은 사기꾼이죠. 사랑하는데 어찌 반응이 없을 수 있어요? 다른 여자가 있거나 불구자가 아니라면 말이에요."

필자는 이런 오해를 하는 여성들을 보면 숨이 탁 막힌다. 이런 여성도 유죄다. 실패한 남편을 막무가내로 몰아세우거나, 남편의 속마음을 의심하고 불륜과 외도를 염두에 두는 것은 소심한 행동이다. 실패하는 남성들 중에는 아내를 너무 중시하고 반드시 만족감을 느끼게 해 줘야겠다는 중압감이 심한 경우도 많다.

이 모든 상황에서 최악의 경우는 자신의 성기능을 제대로 관리하지 않고, 문제가 있는데도 전문가를 찾아 치료받지 않으며, 료가 안될 것이란 두려움의 동굴 속에 숨어 지내는 두더지형 남편이나 아내이다. 이들의 변명이나 회피는 진짜 중죄라 할 것이다.

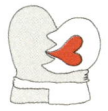

먹고 달리고 관리하라

"며칠 있으면 배란일이니 술·담배 하지 말고 몸 관리 좀 해."

30대 중반의 남성 B씨는 매달, 때가 되면 아내로부터 이런 요구를 습관처럼 듣는다. 그동안 B씨 부부는 양가 부모로부터 받는 임신 스트레스가 이만저만 아니었다. 그 때문에 아내는 배란일을 잘 보내야 한다는 생각뿐이다. 하지만 B씨 부부의 부부생활과 임신에는 분명한 오류가 있다.

불임 문제로 고민하는 부부는 그 배후를 좀 더 다양한 측면에서 생각해 봐야 한다. 의학적으로는 1~2년간 적절한 성행위를 통한 임신 시도에도 불구하고 임신이 되지 않을 시 불임이라 진단한다. 그런데 요즘 젊은 부부들 중엔 사실은 성기능이 부실하거나 행위 자체가 없는 섹스리스라서 임신을 못한 부부들이 의외로 많다.

이런 경우는 당연히 성기능이나 섹스리스 문제를 치료·해결해 정상적인 성행위에 따른 임신을 유도하는 게 인공수정이나 시험관 아기보다 우선이다. 이왕이면 부부 사이의 애정을 통한 자연스러운 아이의 탄생이 아이와 강력한 유대감을 형성시켜 주기 때문이다.

임신이 쉽지 않은 부부들을 보면 성 이외에 또 다른 문제도 있다. **만사에 지쳐서인지 남성들이 건강한 정자의 생산과 관리에 너무 무관심하다.** 정자의 수와 활동성은 남성 쪽의 임신 가능성을 결정짓는 가장 중요한 요소인데 말이다. 이와 관련해 최근 국제 생식의학회에서 발표된 일련의 연구들은 건강한 정자를 위해 운동과 음식의 중요성을 재차 강조하고 있다.

남성 215명의 평균 운동량과 정자의 활동성을 비교한 연구에서는 빠르게 걷기, 달리기, 수영 등 적절한 수준의 운동을 규칙적으로 한 남성에게서 정자의 활동성이 왕성하게 관찰됐다. 반면 거의 운동을 하지 않거나 일상생활이나 직무에서 움직임이 없는 남성의 경우, 정자 활동성이 확연히 떨어졌다.

하버드 의대의 다른 연구에서는 불임 문제가 있는 남성 99명을 조사한 결과, 트랜스 지방의 섭취량이 많은 그룹과 적은 그룹에서 정자의 수는 두 배 가까운 차이를 보였다. 또 대학생 188명의 식습관을 비교해 봤더니 생선, 야채, 과일을 많이 먹는 그룹이 육류와 피자, 스낵 등을 많이 먹는 그룹에 비해 정자의 활동성이 11%나 높았다.

사실, 오래전부터 운동이나 비만이 임신 기능에 영향을 준다는 연구는 반복돼 왔다. 이외에도 높은 고환의 온도, 만성피로, 긴장, 스트레스, 비뇨생식기계의 염증, 손상 등도 영향을 주니 관리를 요한다. 또한 배란일 전후 며칠만 신경 쓰는 습관도 문제인데, 실은 때를 놓친 것일 수 있다. 성행위를 통해 나오는 정자는 3개월 전에 생성되기 시작해 그 기간 동안 숙성 과정을 거치기 때문이다. 그래서 하루, 이틀의 자기 관리는 별 효력이 없다. 건강한 아이를 바란다면 적어도 3개월 이상 건강 관리를 통해 건강한 유전자를 물려주는 게 좋다.

정자 관리를 위한 위의 내용들은 임신 계획이 없는 중년 남성에게도 똑같이 해당된다. 왜냐하면 건강한 정자를 위한 내용들이 성기능 차원에서도 고스란히 영향을 주기 때문이다. 즉, 정자뿐 아니라 성기능에 중요한 영향을 미치는 남성 호르몬도 고환에서 생성되기에, 성기능을 걱정하는 중년들도 똑같이 관심가져야 할 대목이다.

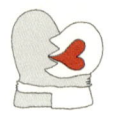

구구단은 왜 외우나요?

"애국가도, 구구단도 이젠 지긋지긋합니다."

필자는 조루 남성들의 이런 절규를 자주 듣는다. 조루는 성기능 장애 중에서 가장 높은 유병률(20~30%)을 차지한다. 사랑의 감정을 만끽해야 할 침대에서 애국가나 구구단을 외우면서 흥분을 억지로 참는 남성들을 보면 안타까움을 금할 수 없다. 이런 습관은 문제를 과학과 논리로 대처하지 않고 막무가내로 버티려는 생각 때문이다.

성기능은 자율신경계 반응과 밀접하다. 억지로 참고 버티거나 컨트롤하려는 것은 장기적으로 별 도움이 되지 못한다. 성행위 시 딴 생각을 하면 잠시 흥분이 줄고 이로 인해 좀 더 시간이 연장될 수도 있다. 하지만 이는 어디까지나 회피(avoidance)일 뿐이다.

문제를 회피하면 그 두려움은 더 강화된다. 조루 환자들은 성행위의 흥분감을 견디지 못해 사정 조절에 실패하는 것을 두려워한다. 성흥분을 피하기만 해서는 성적 자극이 점점 낯설게 되고, 성행위 시 가벼운 자극만 받아도 불안과 긴장감이 커진다. 교감신경이 더 불안정해져서 사정 조절은 더 힘들어진다.

의학적으로 가장 각광받는 조루 치료법은 약물 치료와 행동요법의 병합이다. 의학 교과서나 외국 의료진이 인정하는 주치료법이다. 하지만 국내에서는 효과가 불분명하고 부작용 위험성으로 인해 국제 학계에서 주치료법으로 인정받지 못하는 시술이 더 유행하고 있다. 더군다나 행동요법의 의미를 의료진조차 명확히 모르다 보니 조루 남성들에게 엉뚱한 내용을 전달하고 있다. 당연히 그런식으로는 효과가 없다.

행동요법에 대해 인터넷을 뒤져 보면 그저 '성행위 시 사정 직전에 참는 것'이라는 표현이 허다하다. 이 얼마나 한심한 소리인가? 조루가 있든 없든 좀 더 오래하고 싶을 때 참아 보지 않은 남자가 어디 있겠는가. 어쩌다가 행동요법이 이렇게 알려졌는지 몰라도 행동요법은 단순히 사정 직전에 참는 게 아니다.

오히려 행동요법은 억지로 버티고 자극을 피하는 것보다는 자극에 적응하고 익숙해지려는 노력을 요구한다. 성흥분 반응을 견딜 수 있는 수준에 따라 단계를 정한 다음, 자극에 단계적으로 적응하도록 하는 노출 치료가 행동요법이다. 또한 약물 치료와 적절히 병합될 때 그 치료 효과는 더욱 상승한다.

화제를 돌려 남자아이를 키우는 부모의 입장이 되어 보자. 요즘은 성을 알 만한 나이인 청소년의 자위는 자연스러운 현상이라는 것쯤은 상식이 되었다. 이미 시작된 자위를 막을 수 없다면 자위 횟수가 지나치지 않도록 조언하는 정도면 된다. 또 어차피 할 자위라면 느긋하게 즐길 수 있도록 배려하는 것이 낫다. 죄책감에 들킬까 봐 두려워 너무 서둘러 사정에만 몰입하는 자위는 사정중추에 급박한 사정 습관을 고착화할 수 있어서 조루에도 바람직하지 않다.

그런데 조루가 될 수 있으니 어릴 때부터 사정 직전에 좀 참아 보라는 식의 조언을 던지는 어설픈 현대식 아버지도 있다. 아이가 사정 조절력을 갖도록 하겠다며 딴 생각을 하며 버텨 보라는 식으로 조언하는 것은 앞서 언급했듯 올바른 교육 방식이 아니다. 주변에 아직도 성행위 시간을 벌기 위해 구구단 외며 그 소중한 감각을 마비시키겠다는 남성이 있다면 부디 말리길 바란다. **조루의 올바른 치료란 무서운(?) 자극으로부터 도망가는 게 아니라 소중한 자극에 적응하는 것이다.**

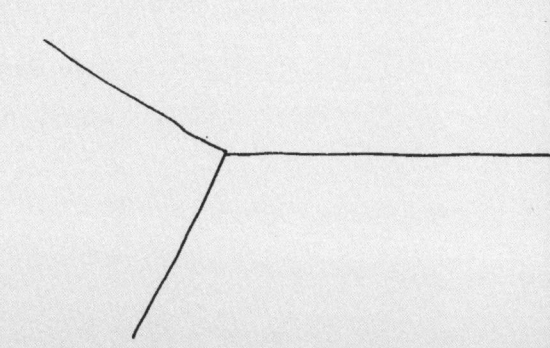

구구단을 외우며 소중한 감각을 마비시키지 마라. 자극으로부터
도망가는 게 아니라 자극에 적응해야 조루를 치료할 수 있다.

탈모냐, 성기능이냐

 남편의 머리숱이 자꾸만 적어집니다. 탈모 약을 쓰면 성기능이 떨어진다던데 정말인가요?

 탈모 약 중에서 호르몬 계열의 약은 남성 호르몬의 작용을 차단하는 피나스테라이드 성분이 들어 있습니다. 원래 전립선 치료제로 사용되다가 부작용으로 생긴 발모 현상을 이용해 탈모 치료제를 만든 것이죠. 남성 호르몬(테스토스테론)은 체내에서 5-알파 환원효소에 의해 DHT(디하이드로 테스토스테론)로 변환되는데 피나스테라이드 성분은 효소의 작용을 차단해 DHT로의 변환을 억제합니다. 남성 호르몬보다 몇 배는 더 강력한 DHT가 탈모를 유발합니다. 이 때문에 사람들은 DHT를 몹시 나쁜 물질처럼 생각하는데 잘못된 생각입니다. DHT는 테스토스테론과 함께 성기능에 필수 요소입니다. DHT는 성욕에 관여하며 발기에 필요한 화학물질인 NO와 c-GMP 등을 조절하고 사정 현상에 있어서 필수 기관인 전립선에도 작용합니다. 따라서 DHT가 억제되면 성욕 저하, 발기력 저하, 사정감퇴 등의 현상이 나타날 수 있습니다. 탈모 약에 비해 고용량의 피나스테라이드로 구성된 전립선 치료제는 DHT 억제가 더 강하기 때문에 성기능 저하가 더욱 뚜렷하게 나타날 수 있죠.

일부에서는 호르몬계 탈모 약이 전립선제제보다 피나스테라이드의 용량이 적으니 안전할 것이라 주장합니다. 하지만 이러한 논리에는 한계가 있습니다. 고용량에 비해 부작용의 정도는 작겠지만 충분히 부작용이 생길 수 있습니다. 실제 탈모 약의 임상연구에서도 소수의 환자군에서 성기능에 문제가 생겼다고 보고됩니다. 더욱이 성기능에 부작용이 있는 다른 약제의 연구에서도 드러났듯 환자들이 스스로 성기능 문제를 호소하는 비율에 비해 의사가 환자의 성기능 저하를 검진해 보면 그 비율이 4배나 증가한 결과가 있어 시사하는 바가 큽니다.

또 다른 우려는 성기능에 미치는 부작용이 만성화될 가능성입니다. 탈모약으로 인한 성기능 문제는 약을 끊으면 회복될 가능성이 있습니다. 그런데 환자들 중 일부는 약을 중단한 후에도 회복되지 않은 경우도 있을 수 있습니다.

실제로 탈모 약을 쓴 후 성기능이 떨어졌다면 당연히 탈모 약을 중단하는 것이 옳습니다. 성기능이 억제된 원인은 내버려두고 인공적인 발기 유발제를 이중으로 처방하는 것을 우선해서는 안 됩니다. 일단 탈모약을 끊고 호르몬계의 교란에 불안정해진 심신의 성반응을 안정시키고 또 다른 원인이 겹쳤는지 확인하고 치료하는 과정이 필요합니다.

보통 진료실을 찾는 남성들은 탈모와 성기능 중 하나를 택하라고 하면 당연히 성기능을 선택합니다. 탈모 약은 대체로 안전하지만, 만약 원래 성기능이 취약하거나 복용 후에 성기능이 저하된다면 주의하는 것이 좋습니다.

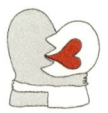

강해지려면 힘을 빼라?

　알바트로스는 현존하는 조류 중에서 날개가 가장 큰 새로 유명하다. 날개를 펼치면 그 길이가 자그마치 3m에 육박한다고 한다. 필자가 유독 이 새를 좋아하는 이유는 알바트로스를 보면 성기능에 문제가 있는 환자들이 떠오르기 때문이다. 알바트로스는 날갯짓을 한다기보다 긴 날개로 기류를 타면서 활강한다. 바로 이 점이 날개를 퍼덕이는 일반적인 조류와는 확연하게 다르다. 우리에게 익숙한 매나 독수리도 높은 고도에서 활공하는 새다. 굳이 날갯짓을 하지 않더라도 기류만 잘 타면 얼마든지 높이 날 수 있는 것이다.

　"아니 힘을 주는 게 아니라 빼라니요?"

필자의 조언에 30대 후반의 발기부전 남성 K씨는 못마땅해했다. 그는 과음을 한 상태에서 성행위를 시도하다가 실패한 적이 있다. 그 이후로 자꾸 발기가 안될까 봐 불안하고 그래서 발기 반응을 의도적으로 만들려고 온몸에 힘을 준다. 사실 그의 성기능은 신체적으로 심각한 고장이 났다기보다는 발기를 억지로 만들어내려 하면서 발기 기능에 오작동이 일어난 셈이다. 많은 사람이 성기능이나 정력을 힘에 비유하는데 이는 아주 잘못된 생각이다. 성반응을 위해 몸에 힘을 주는 것보다 힘을 빼는 게 훨씬 도움이 된다. 힘을 주면 발기력이 강해질 것이라 여기는 것은 완전한 착각이다. 사실은 오히려 발기 반응에 역효과를 낸다.

음경은 인위적으로 조작할 수 있는 근육 덩어리가 아니다. 음경은 혈관 덩어리로 구성된 해면체에 혈액이 가득 차면서 물풍선이 부풀어 오르듯이 발기한다. **따라서 음경에 또는 엉덩이나 항문 주변에 힘을 줘서 발기를 시키려는 것은 잘못된 습관이다.** 언뜻 생각하기에 순간적으로 힘을 주면 발기가 더 잘될 듯하지만 이렇게 억지로 힘을 주면 발기가 유지되는 데는 오히려 바람직하지 못하다.

쉬운 예로 수영을 할 때 힘을 빼야 물에 잘 뜬다. 자전거를 탈 때도 넘어질까 봐 무리하게 힘을 줘서 핸들을 잡으면 오히려 넘어진다. 무슨 운동이든 초보자일수록 힘을 주는 경향이 많고 그럴수록 역효과를 낸다는 사실을 잊지 말자. 쉽게 말해서 남성의 발기는 허공에 퍼덕이는 날갯짓이 아니라, 날개를 편히 펼치고 흥분 반응이라는 기류에 편히 몸을 싣는 '활공'이 되어야 한다.

더군다나 긴장은 우리 몸의 기능을 좌우하는 신체의 자율신경계 반응에도 악영향을 준다. 긴장 상태보다 이완 상태에서 발기에 필요한 부교감신경은 더 상승한다. 반면 긴장 상태에서는 교감신경이 항진되어 이때 분비되는 아드레날린은 강력한 혈관 수축제로 발기를 막는다. 의도적인 긴장은 아니함만 못한 억지 노력이니 관두는 게 옳다. **성기능이 불안정하다면 애써 힘을 주는 것보다 이완을 이루는 게 더 중요하다.**

애기를 되돌려서 알바트로스를 통해 우리가 배워야 할 것은 또 있다. 알바트로스는 배우자와 30년 가까이 해로하고 평생을 배우자 곁을 지키며 바람도 안 피운다. 그래서 전설이나 신화에 많이 나온다. 골프에서도 한 홀에서 기준 타수(par)보다 무려 3타를 적게 쳐야 이뤄낼 수 있는 '알바트로스'는 홀인원보다 더 확률이 희박하고 기쁜 일이다. 골프 레슨을 받거나 수영을 배워 본 사람들은 잘 알겠지만 귀에 못이 박이도록 들은 이 애기를, 필자는 성기능 장애 치료 중에 해야 할 때가 많다.

"제발 힘주지 말고 힘 빼세요!"

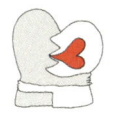

너무 오래 걸려
슬픈 남자

"아내의 분비가 부족해요. 액이 없으니 자꾸 아프다 하고, 그러니 저도 느끼기 힘듭니다."

신혼 1년째인 K씨 부부는 필자를 찾아왔다가, 진단이 뒤집혔다. K씨 부부는 분비가 부족하다며 여러 곳을 전전했고 윤활제를 처방받은 게 전부였다.

그런데 알고 보니 K씨의 아내는 성행위 시작 때부터 분비가 부족한 것이 아니었다. 더구나 진료 결과, 아내의 분비 기능은 정상이었다. K씨의 아내는 성행위가 20분 이상 지속될 때 점점 분비력이 줄어들었다. 정상적인 여성도 너무 장시간 성행위를 하면 분비가 지속될 수 없다. 상황을 짐작한 필자가 K씨에게 자초지종을 물었더니, K씨는 단 한 번도 질내 사정을 해 본 적 없는 지루 환자였다.

"자위 때는 사정이 되는데도, 지루 환자라고요?"

대부분 지루 환자들은 성행위 시에 사정이 되지 않지만 자위 시에는 잘된다. 그래서 K씨처럼 문제가 없다고 버티는 경우도 많다. 자위할 때조차 사정이 안되는 경우는 중증 당뇨나 척수신경의 손상으로 완전히 사정 기능을 잃은 사정 장애일 가능성이 높다. 남성 호르몬의 저하와 성기능의 쇠퇴로 과거에 되던 사정이 안되기도 한다. 이들은 일반적인 지루 환자와 다르다.

"오래 하는 것이 남자로서 좋은 일인 줄 알았고, 아내를 만족시키기 위해선 오래 해야 한다고 여겼습니다."

지루 환자들은 K씨처럼 '오래 해야 한다'는 성적 완벽주의가 있거나 평소 감정 표현이 서툴고 심리적 억제가 있는 경우가 많다.

또 여성에게 무의식적인 두려움이나 적대감이 있거나, 정신분석학적으로 아내를 어머니와 동일시해서 성흥분이 억제되기도 한다. 이런 환자들은 심리적 억제에 성흥분이 최고조까지 이르지 못하는 부분을 고쳐야 한다. 이를 위해서는 **고도의 심리적 분석 치료와 성흥분에 적응시키는 성치료를 병행해야만 치료 효과를 볼 수 있다.**

치료의 난이도가 높다 보니 성기능 장애를 그저 성기 문제로 다루는 평범한 치료자는 지루 치료에 혀를 내두른다. 심지어 치료자로서 능력 부족은 반성하지 않고 지루는 치료가 안된다는 말을 함부로 해서 환자를 절망에 빠뜨린다. 하지만 치료가 안된다는 것과 치료자가 치료법을 모른다는 것은 차원이 다른 얘기이다. 자화자찬이지만, 필자의 진료실에서는 지루 환자 3분의 2 이상이 자연 사정으로 완치되는 놀라운 치료 성공률을 보여 필자는 성의학자로서 상당한 자부심을 갖고 있다.

흔히 남성들은 지루보다는 빨리 사정하는 조루 문제를 더 걱정한다. 조루는 유병률이 20~30%로 흔하지만 지루는 1~4%에 불과하다. 흔치 않은 질환이기에 지루 환자의 고통은 잘 알려져 있지 않고, 일반 남성들은 오래 하면 좋은 거 아니냐며 변강쇠가 부럽다고 착각한다.

하지만 정상 남성의 평균 삽입 성행위 시간은 5분이며 길어도 10분이다. 매번 한 시간씩 삽입 성행위를 한다는 남성들은 허풍이거나 문제가 있는 경우가 더 많다. 실제로 오래 하기를 원하는 조루 환자들에게 조루 치료제로 사정 시간을 대폭 늘려 15분 이상의 성행위를 시켜 보면, 그들은 차라리 오르가슴을 느끼기라도 하는 조루가 지루보다는 낫다는 것을 깨닫는다. 흔히 오래 하는 것이 대단한 정력가이고 변강쇠인 것처럼 부러워하지만 너무 오래 하는 것은 남녀 모두에게 고역일 뿐이다.

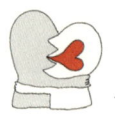

화살촉이 아닌 골무

"제발, 남편의 중독증 좀 고쳐 주세요!"

최근 30대 중반의 남편 P씨를 이끌고 병원을 찾은 아내가 이렇게 호소했다.

"남편은 발기가 잘 안된다며 자꾸 잠자리를 피하더니 이상한 시술에 완전히 중독됐어요. 발기는 꽤 잘되는 편인데 왜 그러는지 모르겠어요."

똑소리 나는 젊은 아내의 판단에 의하면 남편의 발기력은 아무 문제도 없다. 하지만 남편은 아내의 말에는 아랑곳하지 않고 자신의 발기력이 떨어졌다고 믿었다.

사저을 들어 보니, 어느 날 아침, P씨는 아내에게 대단한 선언이라도 하듯이 큰 소리를 쳤다.

"두고 봐, 앞으로 확 바뀔 거야!"

호언장담하고 나갔다가 돌아온 남편은, 오히려 전보다 더 자주 성생활을 피했다.

"당신 도대체 무슨 짓을 한 거야?"

참다못한 아내가 나서서 사태를 파악해 본 결과, P씨는 아내 모르게 정체불명의 시술을 받았다. 때문에 남편의 귀두는 여러 개의 사마귀를 붙여 놓은 것 처럼 울퉁불퉁 볼품없이 변해 있었다.

그동안 P씨는 유독 귀두 부분이 예전처럼 딱딱해지지 않는다며 불평했다. 이를 발기부전이라 여기고 고민하더니 귀두 부분을 부풀게 해 준다는 말에 혹해서 이상한 시술을 받았던 것이다. 그런데 효과는커녕 귀두에 흉측한 상처만 남게 되자, 온갖 핑계를 대면서 아내와의 잠자리를 피했다. 더욱 놀라운 사실은 P씨가 그 와중에도 또 다시 인터넷을 뒤지며 다른 시술을 찾아 헤맸다는 것이다.

정말 그의 주장대로 발기력도 문제였을까? P씨의 발기 기능을 검사해 봤더니 아내 주장대로 아무런 문제가 없었다.

"귀두가 딱딱해야 아내의 몸속으로 삽입할 수 있을 것 같아서요. 20대엔 안 그랬는데 지금은 말랑해져 버려 영 자신이 없습니다."

P씨처럼 나이가 들며 귀두 부분만 강직도가 떨어졌다고 호소하는 사례가 간혹 있다.

그런데 이런 귀두 부분의 변화만으로 발기부전을 우려할 필요는 없다. 실제로 성기가 발기되면 성기의 기둥에 해당되는 부위는 상당한 강직도를 보이며 딱딱해진다. 이 부위엔 발기 해면체라는 만년필 크기의 혈액 실린더가 두 개 들어 있고, 여기에 혈류가 충만해지면서 강력히 발기된다. 반면 성기의 끝자락인 귀두는 이에 비해 다소 부드럽게 팽창된다. 귀두 부분은 발기 해면체와 다른 덩어리로 분리되어 있어서 애초에 혈액 유입 경로와 그 역할이 다르기 때문이다.

귀두는 가장 훌륭한 성감대의 역할을 하는 곳이다. 덧붙여 귀두는 발기 해면체를 보호하는데, 그 아래 아주 단단하게 커진 발기 해면체 실린더가 피스톤 운동이나 다른 물리적 충격에 손상되지 않도록 스펀지 역할을 한다. **쉽게 말하면, 귀두 부분은 단단한 곳을 뚫는 '화살촉'이 아니라 마치 손가락 끝을 보호하는 '골무' 역할을 하기에, 굳이 엄청나게 딱딱해질 필요가 없다.**

물론 한창 혈기왕성한 20대에는 혈류 순환이 좋아 귀두도 제법 빵빵해진다. 하지만 이는 전성기에 해당되는 얘기이다. 실제 성생활을 할 때는 발기 해면체의 강직도만 유지되면 삽입 행위에는 아무런 문제가 없다.

간혹 귀두 부분이 전혀 팽창되지 않거나, 귀두 아래에 있는 발기 해면체가 삐쭉 드러날 정도로 귀두가 제 위치를 벗어나 옆으로 허물어진다면 이는 명백한 교정 대상이다. 하지만 그런 경우는 극히 드물다. 또한 귀두의 감각이 몹시 무뎌져 제1의 성감대의 역할을 하지 못한다면 이는 적신호라 하겠다.

　20대에 비해 말랑해진 귀두를 두고 성기능을 우려하며 잠자리까지 피한 것은 지나친 기우이다. 더구나 P씨처럼 인터넷에 떠다니는 잘못된 성지식과 학술적 근거가 없는 정체불명의 시술 광고에 현혹되어 제1의 성감대인 그 중요한 곳을 망쳐선 안 된다.

약, 제대로 드세요

 남편이 성인병에 걸렸어요. 고혈압 약을 먹으라는 진단을 받았는데 고혈압 약이 성기능을 떨어뜨린다면서요? 계속 복용해도 될까요?

 고혈압, 당뇨, 고지혈증 등 만성 성인병 환자들 중 상당수가 치료제를 복용하면 평생 먹게 될까 봐 아예 약을 안 먹고 버티다가 때를 놓치는 일이 종종 있습니다. 심지어 성인병의 치료제가 중독성이 있다고 잘못 알고 있는 경우도 허다하죠. 하지만 이는 의학적 약물 의존 개념과 전혀 맞지 않습니다. 약물 의존은 약이 없으면 못 견디는 심리적, 신체적 불안과 금단증상 때문에 약을 끊을 수 없는 경우를 말합니다. 알코올 중독이나 마약 중독 등이 이에 해당합니다.

물론 성인병이 아주 경증이거나 초기라면 의사들도 약부터 권하지는 않습니다. 이때는 운동이나 식이요법, 체중 감량 등으로 성인병의 진행을 막는 것이 옳습니다. 성인병에 따른 성기능 장애가 있다 해도, 원인이 되는 성인병이 경증이라면 같은 방식으로 접근해야 합니다.

하지만 성인병이 제법 심할 때는 우선 혈압이나 혈당이 정상 수준을 유지하도록 치료제로 개선시키고 기타 식이요법, 체중 감량, 운동 등을 보조적으로 쓰는 게 옳습니다. 성인병이 계속 진행되면 해당 질환이 성기능 장애뿐 아니라 건강의 전반에 미치는 악영향이 심각하기 때문입니다.

성인병을 오래 앓다 보면 혈관의 동맥경화와 혈류 순환의 저하, 이차적인 장기 손상이 진행될 수 있습니다. 그러다가 점점 나빠져서 결국 선을 넘게 되면 뒤늦게 약을 써 봤자 혈압이나 혈당을 안정시키기도 어렵고 이미 진행된 동맥경화와 신체적 합병증을 되돌리기도 힘듭니다. 마찬가지로 성기능 저하도 돌아올 수 없게 됩니다.

여기서 한 가지 더 주의해야 할 것은 시중의 약이 대부분 성기능에 악영향을 줄 위험성을 조금씩 갖고 있다는 점입니다. 특히 고혈압 약, 정신과 약, 전립선 약, 탈모 약, 여드름 치료제 등이 그렇습니다. 하지만 부작용이 무섭다거나 앞서 언급한 엉뚱한 의존성을 운운하며 복용을 피하는 것은 더욱 옳지 않습니다. 약은 복용하되 가능한 한 해당 치료제 중 성기능 부작용이 적은 약으로 교체하는 것이 최선입니다.

그러므로 성기능 장애나 성인병과 관련된 약물 복용에 있어 다음과 같은 원칙을 지키기 바랍니다. 첫째, 각종 치료 목적의 약은 의사의 지시에 따라 복용합니다. 다만, 해당 치료제 중에 상대적으로 성기능 부작용이 적은 약이 있는지 전문가와 상의해 정하도록 합니다. 둘째, 인공적인 발기를 일으키는 발기 약를 사용하는 게 우선이 아니라 발기부전의 원인을 개선하는 것이 우선입니다. 원인 교정에도 불구하고 자연 발기로의 회복이 당장은 곤란할 때, 계속 원인을 교정하면서 약은 최소한만 사용해야 합니다. 셋째, 성기능을 향상시킨다는 정체불명의 약이나 영양제는 사용하지 않는 것이 옳습니다. 특히 성인병에 따른 혈관 문제로 생긴 발기부전은 심혈관 질환의 위험신호입니다. 만성적인 성인병의 치료제 복용에 소홀하면 결국엔 성기능과 건강 모두 심각한 결과를 초래할 수 있음을 잊지 말아야 합니다.

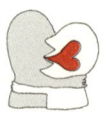

골인 지점을 눈앞에 두고

"저는 늘 2% 부족한 남편입니다. 실컷 잘 달려 봤자 뭐합니까? 막판 스퍼트에 넘어지니 아주 죽을 맛이죠."

30대 중반 남성 T씨의 표정엔 아쉬움이 역력했다.

"저에겐 징크스가 있습니다. 성행위에 한참 열 올리는데 아내가 '너무 좋아'라고 말하면 저도 모르게 사정해 버립니다. 도저히 못 참겠어요."

T씨는 아쉽게도 마무리를 못한다. 어떤 땐 아내의 흥분을 의도적으로 무시해 봤고, 아내에게 제발 좋다는 말을 하지 말라고 요구했지만 쉽지 않다. 굳이 아내가 입을 막더라도 흥분이 거세져서 절정이 임박했다는 반응을 보이면 T씨는 못 견딘다. 저기 결승점이 보인다는 묘한 절박감에

늘 아내가 최고조에 도달하기 직전 사정해 버리니 T씨의 자존심은 바닥이다.

사실 T씨만 그런 게 아니다. 원하는 시간보다 너무 일찍 사정하는 조루 환자들은 T씨처럼 습관적 조기 사정이 흔하다. 이런 남성들은 상대 여성이 기분이 좋다는 말을 하거나 흥분하는 표정에 쉽게 허물어지는 습관이 있다. 여성이 흥분해서 극치감에 가까워지면 누구나 신체 흥분 반응을 보인다. 온몸에 힘이 들어가거나 등이 활처럼 휜다든지 상대 남성을 꽉 끌어안는다든지 차렷 자세로 꼿꼿해지는 등, 절정에 임박한 본능적인 신체 반응이 나타나면, 조루 남성은 덩달아 급격한 흥분에 사로잡혀 조급하게 사정한다. 이런 남성들은 흡사 골인 지점이 눈앞에 보이면 뒷심 부족에 다리가 꼬여 넘어지고 마는 달리기 선수처럼 섣부른 조바심이 있다.

조루는 사정중추가 평소 성흥분의 완만한 상승곡선을 그리는 형태로 적응되지 못해서 그렇다. 그래서 조루의 치료에 활용하는 행동요법은 절정까지 완만한 흥분상승에 익숙해지도록 교정하는 것이다. 성행위 중반까지 안정된 성흥분이 순식간에 스파이크처럼 튀어 오르는 현상은 사정중추와 교감신경이 극도의 위기반응을 보일 때 더욱 쉽게 일어난다. 또한 이를 막으려 할수록 더 심해진다.

그런데 그 이치와 원인을 무시한 채 흔히 조루 환자들은 귀두가 예민해서 그렇다고 착각하며 귀두를 어떻게든 둔하게 만들려고 애쓴다. 하지만 귀두의 예민감은 주관적으로 느끼는 표면 현상일 뿐, 실제 조루와 일반인의 차이는 아니란 것이 밝혀진 지 오래다. 누구나 귀두 부분은 신체 중 가장 예민한 곳이다. 짜릿한 자극을 느끼도록 섬세한 감각이 살아 있어야 한다. 오히려 귀두의 성감을 너무 떨어뜨리면 감수성이 떨어져서 발기에 필요한 만큼의 성흥분을 획득하지 못한다. **조루의 실제 원인은 귀두의 예민성 자체가 아니라 사정중추의 과흥분에 따라 귀두의 예민성이 정상인보다 너무 빨리 나타나는 데 있다.**

다행히 T씨도 사정중추의 안정화를 유도하는 약물 치료와 완만한 성흥분 상승에 익숙해지는 행동요법의 병합에 따라 점점 마무리를 잘하는 남성이 됐다.

남성과 여성이 동시에 오르가슴을 느낄 확률은 25%에 불과하다. 매번 성흥분 반응을 동시에 맞추기는 어렵다는 얘기다. 늘 동시에 느끼려 하는 것은 지나친 완벽주의인데, 반드시 상대 여성을 만족시켜야겠다는 조바심과 지나친 성취욕은 오히려 성공률을 떨어뜨린다. 이보다는 실패에 너그러운 자세가 차라리 낫다. 아내라는 대상을 매번 느끼게 해줘야 하고 매번 빵빵한 월급봉투를 내밀어야만 내 곁을 지켜 주는 존재라고 여기는 남자는 소심남이다.

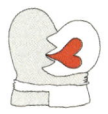

무덤덤한 절정

"맛을 못 느끼는데 무슨 재미가 있겠습니까?"

신혼의 단꿈에 젖어 있어야 할 30대 중반의 남성 L씨에겐 절망뿐이다. 그는 흔한 성기능 장애와 좀 다른 문제로 고민 중이다.

"발기가 안되는 것도, 사정을 못하는 것도 아니에요. 그런데 사정할 때 아무 느낌이 없으니 기가 찰 노릇입니다."

L씨는 무쾌감 사정(ejaculatory anhedonia)에 빠져 있다. 신체의 흥분 반응은 다 나타나 성행위에 아무 문제가 없는데 오르가슴 때 성적 극치감을 못 느끼는 것이다. 남성 불감증으로 불리는 무쾌감 사정은 흔치 않은 성기능 장애이다.

보통 극치감에 문제가 있는 불감증은 여성에게 흔한데, 대부분 오르가슴의 신체 반응도 없는 편이다. 하지만 남성의 무쾌감 사정은 신체적으로는 오르가슴 반응이 나타나 사정이 가능하나, 주관적으로 극치감이 없다. 그런 면에서 무쾌감 사정은 사정이 이뤄지지 못하는 지루와는 또 다르다.

적어도 사정을 했다는 것은 클라이맥스를 겪었다는 뜻이다.

그런데 무쾌감 사정은 신체적 반응과 주관적 흥분반응의 동기화(synchronization)가 깨진 것이다. 이런 경우는 대개 성적 억제가 있거나 너무 성반응을 인위적으로 조절하거나 느끼려 애쓰기 때문에 생기게 된다.

L씨의 사례를 분석해 보니, 성경험이 적었던 그는 여성과의 성행위가 부끄럽고 특히 너무 빨리 사정하는 조루가 두려웠다. 시간이 너무 짧으면 남자 구실 못한다는 주변의 얘기를 겁냈던 것이다. 그래서 인터넷에 떠도는 근거 없는 소리에 귀를 기울였고 자위를 할 때마다 지나치게 사정을 참는 노력을 반복해왔다. 너무 인위적인 조작에 빠지다 보니 자연스럽게 나타나야 할 주관적 성흥분이 차단된 것이다. L씨는 성흥분 반응을 의식적으로 조작하거나 체크하지 않도록 조율하며 성감을 회복하는 치료와 감정적 억제와 불안을 해소할 심리 치료를 병행하면서 호전되었다.

가끔 무쾌감 사정 남성을 두고 자위를 많이 해 성감이 무뎌져서 그렇다며 자위를 금하라고 조언하는 경우가 꽤 있는데, 이는 전문적 조언이라 할 수 없다. 이런 식의 접근은 환자에게 자위에 대한 강한 죄책감만 불러올 뿐 전혀 도움이 되지 못한다. 또한 단순히 '마음을 편히 가져라', '용기를 가져라' 하는 것이 심리 치료라 여기는 것은 성의학의 전문성을 모르는 사람들이나 할 소리이다.

무쾌감 사정은 상대적으로 젊은 남성들에게 흔하고 심리적 요소가 크다. 하지만 사정 현상과 사정감을 잘 느끼던 중년의 나이에도 겪을 수 있는 문제이다. **그동안 괜찮았던 사정 기능이 점점 취약해지고 사정 때 쾌감이 준다면 이는 신체의 분명한 적신호로 보는 게 옳다.** 특히 남성 호르몬이 저하되는 갱년기에는 사정 때 쾌감이 저하되기 쉽다.

이외에도 내분비계 장애로 프로락틴의 상승이 있거나 당뇨 등으로 인해 말초신경 손상이 있는 경우 사정 때 쾌감이 뚝 떨어지는 경우도 있다. 또한 척수 손상 환자나 전립선의 문제가 심각해지면 이 같은 증상이 생기기도 한다. 무엇보다 무쾌감 사정의 원인을 방치한 채 억지로 쾌감을 느끼려 들면 증상은 더욱 심해진다. 마치 불면증 환자가 잠을 자려 애쓰면 잠이 더 안 오듯 말이다.

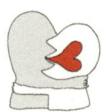

접이불루 아니고요,
용불용설 맞습니다!

"그것만 하면 온몸이 나른해지고 에너지가 다 빠지는데 날더러 어쩌라고?"

섹스리스로 아내의 불평을 샀던 30대 후반 P씨는 늘 그렇게 항변했다. 평소 건강에 자신 없던 그는 성행위 후 온몸의 기운이 다 빠져나가는 듯한 상황이 몸에 큰 탈이 난 것 같아 불안이 앞섰다. 그는 이런 두려움을 아내가 이해하지 못한다며 필자에게 아내를 설득해 달라고 했다.

하지만 필자가 보기엔 P씨가 더 문제였다. 그는 성행위 후에 몰아치는 나른함과 졸림 현상을 건강 문제로 오해한 나머지 성관계는 연중행사로 할 뿐이었다. 그나마 성행위를 하더라도 사정을 피하려 애썼다. 이런

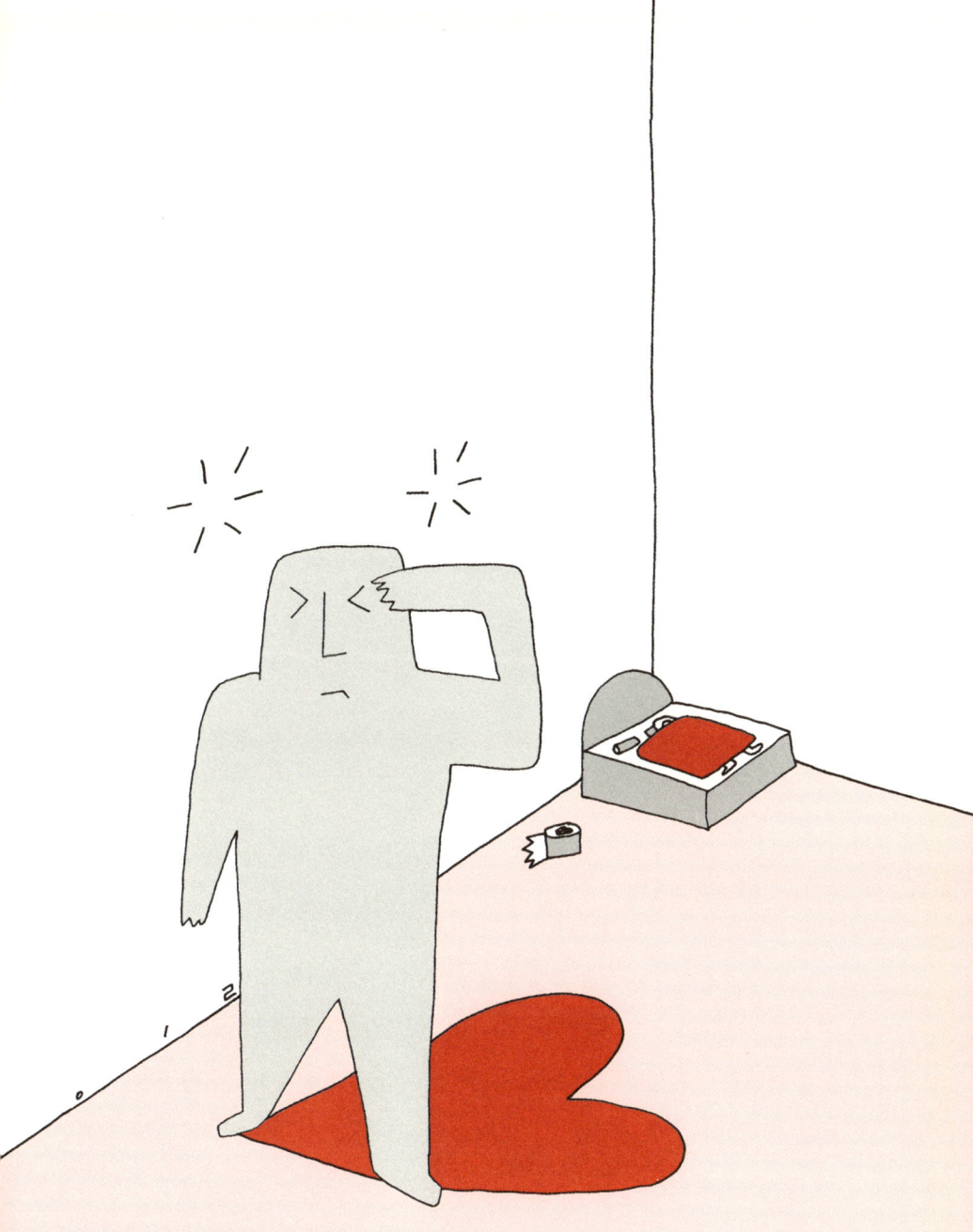

성행위에 있어 사정을 하지 않는 '접이불루(接而不漏)'는 잘못된 통념이다.
적당히 사용하지 않으면 성기능이 퇴화한다는 '용불용설(用不用說)'이 맞다.

건강 염려증 때문에 병원도 여러 군데 전전했다. 각종 정밀 검사의 결과는 매번 지극히 정상이었다. 그런데 P씨는 그 결과마저도 '문제를 찾아낼 능력이 없는 현재의 의학 수준 때문'이란다. 그는 계속 자신이 '중병'에 걸렸다고 걱정했고 행위가 해롭다는 착각을 철저히 믿었다.

우리 주변엔 성행위 후 몸이 늘어지는 이완 현상을 두고 '기'를 빼앗겼다거나 사정을 하면 소중한 그 무엇이 낭비된다는 등 성행위가 몸에 해롭다는 오해에 집착하는 사람이 의외로 많다. **하지만 성행위 후 심신의 강한 이완 현상은 지극히 정상이다.** 성흥분을 하면 극치감에 오르기 직전 강력한 근육 긴장 상태가 선행하고, 극치감 후 흥분이 차차 감소하면서 몸은 반대로 완전히 이완된다. 이렇듯 성흥분의 가파른 상승, 이완 곡선이 마치 청룡열차를 탄 듯 널뛰는 현상은 성적 흥분과 쾌감이 클수록 더 강하게 나타나는 자연현상일 뿐이다.

이는 오르가슴 전후 자율신경계의 급변 때문이다. 부교감신경이 지배하는 흥분기와 달리 오르가슴 시기엔 교감신경이 극도로 치솟은 후 급격히 하강하기 때문에 그렇다. 따라서 오르가슴 후 전신의 이완 현상은 너무나 당연한 일이며 **성행위 중 근육 운동이 심폐 기능에 도움을 주듯 성행위 직후 동반되는 이완은 심신의 안정을 유도하는 바람직한 현상이다.**

덧붙여 P씨가 신봉하는 '접이불루', 즉 성행위는 하되 사정하지 않고 정액을 아껴야 한다는 것도 성의학에서는 전혀 사실과 다른 잘못된 통념이다. 성기능의 건강을 위해선 정액의 적절한 배출이 필요하고 과하지만 않으면 된다. 적절히 사용해야만 적절한 생산력도 유지되는 것이다. 전립선 문제가 있을 때는 치료 목적으로도 정액 배출을 권장하고 있다. 오히려 접이불루보다 적당히 사용하지 않으면 성기능 조직이 퇴화한다는 '용불용설'이 더 맞는 얘기이다.

따라서 P씨처럼 성행위 시 사정을 억지로 참고 막는 습관이나 성행위 후 몸이 늘어지며 기가 빠져나간다고 건강을 염려해 성행위를 피하는 것은 한마디로 '오버'이다. 다만 과거에 비해 정액량이나 사정 시 쾌감이 턱없이 줄고 조루 현상이 악화되거나, 성욕이나 발기력이 떨어지는 등의 이상 현상이 생기면 성기능의 적신호라 여기고 치료를 고려해 볼 만하다. '탕진'이라는 표현은 하루에도 몇 번씩 성행위에 집착해 체력을 낭비하는 것에 해당되는 얘기일 뿐이다. 오히려 평균 빈도의 성생활은 건강과 정서적 안정에 도움이 되는 일석이조의 영양제라 하겠다. 게다가 성생활은 실내에서 간편히(?) 행할 수 있는 고급스러운 유산소 운동이기도 하다.

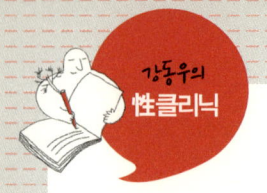

꼭 알아야 할 피임 상식

Q 남성이 분비하는 쿠퍼액에도 정자가 많아서 임신이 될 수 있다고 들었어요. 사실인가요?

A 필자의 스승이자 킨제이 성 연구소의 소장을 역임했던 반크로프트(Bancroft) 박사가 제시한 학설에 따르면 성기능은 심리적으로 다양한 흥분, 억제 요소에 의해 영향을 받습니다. 해당 억제 요소 중에 임신, 성병에 대한 공포, 성행위가 초래할 결과에 대한 두려움도 성기능을 저해하고 자연적인 흥분 반응에 악영향을 미친다고 합니다. 특히, 임신에 대한 공포는 성적으로 왕성한 젊은 나이에 성 흥분의 저해 요소가 됩니다. 임신 걱정과 관련하여 젊은 부부가 자주 질문하는 것이 바로 '쿠퍼액에 따른 임신 위험'입니다.

원래 쿠퍼액이란 남성이 적정한 성흥분에 도달하면 여성의 분비액처럼 나오는 아주 맑은 소량의 액체입니다. 그 기능적 의미는 오르가슴에 따른 사정에 앞서 정액이 사출되는 통로를 적절히 윤활하고 보호하며 잡균들에 대한 방어 능력도 있습니다. 그런데 많은 사람들이 쿠퍼액에 정자가 일부 포함될 수 있다며 임신 위험을 경고하다 보니 성행위는 더욱 불안해집니다. 하지만 결론부터 말하자면 간혹 쿠퍼액에 포함될 수도 있는 정자의 수로 실제 임신될 확률은 극히 미미합니다.

쿠퍼액보다 오히려, 콘돔 없이 성행위를 하던 남녀가 오르가슴에 가까우면 삽입한 채로 꾹 참고 재차 피스톤 운동을 반복하다가 정 못 참을 때 급하게 빼서 사정하는 습관이야말로 임신 위험이 있지요. 이렇게 질내에서 꾹 참을 때 새는 정액의 정자 수는 쿠퍼액에 포함된 정자 수와는 비교가 안 될 정도로 많습니다. 따라서 쿠퍼액에 따른 임신 위험보다 삽입 상태로 참는 방식에서 새어 나오는 정자 수를 더 조심해야 합니다.

즉, 쿠퍼액으로도 임신이 될 수 있다는 것은 다소 과장된 얘기이고, 그 정도의 정자 수로 임신이 된다면 불임으로 고생하는 남성 환자는 없을 것입니다. 그래도 쿠퍼액으로 인한 임신이 두렵다면 성행위 초기부터 콘돔을 끼면 그만이겠죠.

올바른 성의학 관점에서 보자면 쿠퍼액은 성흥분의 지표입니다. 특히 자위를 하는 남성의 경우 쿠퍼액도 비치기 전에 사정하는 것은 요도에 좋지 않고, 다른 성기관에도 좋지 않으며, 성건강에도 좋지 않습니다. 너무 빠른 사정을 유도하는 반복된 자위는 조루의 원인이 되기도 합니다. 급하게 먹는 밥은 체하기 마련이듯이 자위나 성행위를 할 때는 쿠퍼액이 충분히 비친 후, 즉 신체가 충분한 흥분반응 상태에서 오르가슴에 도달하는 것이 옳습니다. 성감과 성흥분이 점점 상승하는 것을 차분히 느끼면서 오르가슴까지 가는 것이 순서입니다. 이것이 남녀의 건강한 성반응을 유도하고 성기능을 정상적으로 유지하는 가장 바람직한 방법입니다.

성행위 초기부터 콘돔 착용 등 적절한 피임에 익숙해지는 것이 중요합니다. 또한 여러 모로 준비가 된 상태의 임신은 부부에게 커다란 축복입니다. 임신이 사랑의 결실로서 마음 놓고 아이를 기를 수 있는 그런 날이 빨리 왔으면 하는 바람을 가져 봅니다.

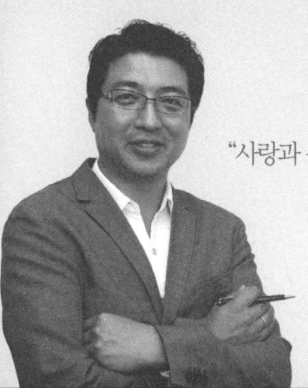 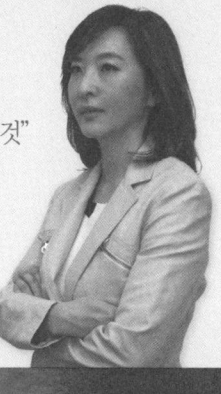

"사랑과 성, 한쪽으로 치우치면 날 수 없는 양쪽 날개 같은 것"
"같지만 서로 다른 남과 여의 비밀"

PART 2

여자만큼 섬세한, 그대 이름은 남자

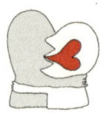

내 남자 사로잡는 법

〈선덕여왕〉이라는 TV드라마가 2009년 방영 당시 방영 당시 열풍적인 인기를 끌었다. 여성의 권력 다툼과 리더십이라는 신선한 소재에 등장인물 미실의 화려한 남성 편력도 화제가 되었다. 이 드라마에서 '사다함의 매화'라 불리는 비밀병기가 미실이 권력을 잡는 데 중요한 역할을 한 것으로 암시된다. 이 사다함의 매화가 베일을 벗기 전까지, 이것이 대체 무엇이냐에 대한 의견이 분분했다. 개중엔 인도의 오래된 성 지침서인 《카마수트라》라는 재미난 추측까지 나왔다. 그런데 이런 뒷담화는 여성의 권력 쟁취엔 뭔가 부정적인 수단이 더 있을 거라는 차별적인 시각과, 남성을 사로잡는 비법에 대한 여성들의 오랜 염원도 묻어 있어 쓸쓸한 점이 있다.

이성 간의 연애술을 논할 때 결코 빠질 수 없는 인물들이 있다. 로마의 두 영웅 카이사르와 안토니우스를 사로잡아 제국을 쥐락펴락했던 클레오파트라, 시아버지였던 현종을 자신의 치마폭에 사로잡아 당나라의 국운을 기울게 만들고 안녹산의 난을 불러일으켰던 양귀비……. 그들의 화장술, 미용술, 유혹술, 방중술, 정력제는 오늘날까지 회자되고 있다. 심지어 다소 학술적 근거가 부족한 시술에 양귀비가 사용했다는 방중술이라고 이름을 붙이고 호기심을 자극하는 경우도 있으니 말이다.

"내 남자를 사로잡는 비법을 알고 싶어요!"

필자가 공식, 또는 비공식적으로 가장 많이 받는 질문 중 하나이다. 그러나 아쉽게도 그런 비법은 없다. 예를 들어서 가끔씩 변화를 줘서 색다른 즐거움을 주는 것이야 나쁘지 않지만 무조건 강렬한 자극을 한다고 상대를 사로잡을 순 없다. 여기에 한 술 더 떠서 성기의 모양이나 크기의 변화만으로 엄청난 만족을 준다거나 심지어 배우자의 외도가 멈출 것이라 여긴다면 이는 과욕에 불과하다.

여성의 성기능은 복합적인 원인에 의해 영향을 받는다. 이는 성의학의 가장 기본 개념이다. 즉, 여성의 성기능은 남성에 비해 훨씬 복잡한 메커니즘을 갖는다. 마찬가지로 여성의 성기능을 강화하고 개선시키는 것도 복잡다양하고 개인차도 심하다. 상대의 만족을 위해 여성이 의도적으로 무언가를 해줘야만 한다는 것은 오해다. 오히려 여성이 성적으로 제대로 흥분하는 것이 성기 근육의 탄력이나 분비 등 남성의 만족감에 도움이 된다. 즉, 남성을 위해서 억지로 기술을 쓸 게 아니라 나 스스로가 즐거워야 하는 것이다.

심신의 건강 관리도 중요하지만 정서적인 교감도 아주 중요한 '기본기'이다. '심리적'이란 말은 여성들만의 전유물이 아니다. 남성들도 섬세한 부분이 있다. 역사 속에서 남성을 사로잡았던 여성들을 보면 뛰어난 대화술과 상대방의 심리를 읽는 탁월한 재주가 있었고, 부단한 자기계발로 자신의 외모와 재주를 연마했으며, 적극적인 성격이었다는 공통점이 있다. 이를테면 양귀비가 현종의 사랑을 받은 것은 현종이 원하는 바를 양귀비가 만족시켜 주었기 때문이다. **내 남자를 사로잡는 비법은 내 남자에게 물어보고 맞춰가면서 찾아내야 한다.**

남편에게는 제발 건강 관리에 운동 좀 하라고 잔소리하면서 정작 자신은 꼼짝 않고 치장만 하고 화장만 고친다면 한심한 일이다. 성생활에 어려움이 있고 불만족스럽다면 도대체 무엇이 문제인지 여러 관점에서 찾아야 할 것이다.

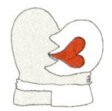

최고의 아내

'예쁜 아내와 살면 3년이 행복하고, 착한 아내와는 30년이, 똑똑한 아내와는 3대가 행복하다.'

어떤 여성이 좋은 여성인지를 논할 때 한 번쯤은 거론되는 우스갯소리다. 이 말을 들은 철부지 남성은 3년마다 예쁜 여자와 결혼을 반복하겠다고 한다. 또, 어떤 남성들은 섹스리스가 된 것이 아내의 외모 때문이라며 곁눈질을 하느라 바쁘다. '똑똑한 여성'은 살림을 똑 부러지게 잘하고 아이들 교육은 잘 시키겠지만 성문제와는 어울리지 않는다고 여기는 남성도 있다. 그런데 성의학 저널에 최근 발표된 연구 결과를 보면 이런 생각은 좀 바뀌어야 할 것 같다.

영국의 킹스 대학 연구팀은 2,000명 이상의 여성 쌍둥이 연구에서 정신 능력 중 감성지수(EQ)가 높은 여성이 성생활에서 더 큰 즐거움을 갖는다는 결과를 내놓았다. **즉, 감성적으로 똑똑한 여성이 오르가슴을 훨씬 잘 경험하며 성생활의 만족도가 높다는 것이다.** EQ 차원에서 '똑똑한' 여성이란 단순히 공부를 잘하고 학벌이 좋다는 얘기가 아니다. EQ는 정서조절, 감정이입, 소통력 등 정서 차원의 정신 능력을 말한다.

이 연구의 책임자인 부리 박사는 여성의 EQ가 높으면 자신의 성적 기대와 욕구에 대해 파트너와 의사소통하는 능력이 탁월하므로 여성의 성기능에 긍정적인 영향을 미친다고 결론지었다. 그만큼 여성의 성 흥분은 심리적 영향을 많이 받기 때문이다. 또 성관계 시 성적인 상상이나 감정 조절 및 표현력에서 똑똑한 여성이 훨씬 유리하고 남성의 흥분이나 감정도 더 잘 인지하므로 성생활 만족도가 커지는 것이다.

이에 반해 EQ가 낮은 여성은 부부 사이의 즐거운 놀이여야 할 성생활에서 목석처럼 누워 수동적으로만 임하거나 성적 불만을 전부 남성의 능력 탓으로 돌린다. **EQ는 일반적인 부부 갈등의 극복에 있어서도 중요한 잠재 능력이 된다.** 서로의 감정을 파악하고 잘 소통할 수 있으면 문제의 해결이 더 쉽기 때문이다.

이만하면 EQ 차원에서 똑똑하고 센스 있는 여성을 배우자로 맞는 것이 얼마나 행운인지 남성들은 이해하리라 본다. 그런데 안타깝게도 남성의 들끓는 본능은 시각적 자극에 쉽게 지배된다. 그래서 예쁜 여성에 대한 집착을 버리지 못한다. 특히 젊은 나이에 더 그러한데 필자는 뒤늦게 후회하는 남성을 많이 봤다. 성문제로 필자의 클리닉을 찾는 여성들의 외모가 평균 이상이라는 현실도 암시하는 바가 크다.

물론 여성이 예쁘고 착하고 똑똑함까지 겸비했다면 금상첨화겠지만, 어디 현실이 녹록한가. 덧붙여, 어느 날 예쁜 속옷과 진한 향수에 평소보다 적극적으로 스킨십을 하는 아내에게 '센스쟁이'라 칭찬하진 못할망정 '당신 오늘 왜 이래? 뭐 잘못 먹었어?'라며 면박 주는 남편이 되지 말길 바란다. 만약 그런 남편이라면 아내를 핀잔하기에 앞서 자신의 부족한 EQ를 자책해야 한다.

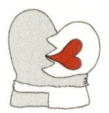

알코올의 두 얼굴

"간 때문이야, 간 때문이야!"

몸이 피로한 원인이 간에 있다는 가사의 흥겨운 CM송은 누구나 한 번쯤 들어봤을 것이다. 그런데 성의학자의 입장에선 광고 CM송의 가사를 '술 때문이야'로 개사하고 싶다. 흔히 사람들은 술을 많이 마시고 나면 간이 나빠지지 않을까만 걱정한다.

그런데 술은 성기능의 측면에서, 특히 뇌와 고환에 커다란 악영향을 끼친다.

"술을 마시면 기분이 좋아지고 성관계도 더 즐거워지는 거 아닌가요?"

이렇게 술이 성생활에 도움이 될 때도 있다며 반론하는 사람들도 있다. 맞는 말이다. 실제로 가벼운 음주는 성적 억제와 긴장의 완화, 혈액순환의 증가로 일시적인 긍정 효과를 일으키기도 한다. 하지만 그것은 어디까지나 가벼운 음주에 한해서다.

"예전엔 술을 엄청 마시고서 버텼죠. 이젠 술 먹으면 아예 불구가 됩니다."

40대 남성 K씨는 일생 동안 술이 가진 야누스의 두 얼굴을 처절히 겪었다. 20~30대엔 맨 정신으로는 도저히 관계를 가질 수 없을 만큼 사정에 이르는 시간이 짧은 조루 환자였다. 그나마 과음을 하면 삽입 이후 30초 인생에서 시간이 조금 더 늘었다. 그래서 성관계 전에 필수로 소주 몇 병을 마셨다.

술이 조루를 치료하는 치료제 역할이라도 한 걸까? 결론부터 말하자면 그것은 하나의 눈속임이다. 술이 중추신경을 억제해서 조루의 주원인인 사정중추의 과민반응을 일시적으로 억제했던 것뿐이다.

그런데 K씨처럼 술로 사정을 지연시키려는 남성들이 꽤 많다. 과거 세상을 호령한 황제들 중에 유달리 술을 부어라 마셔라 했던 왕이 있다면 그는 술 없이는 침대에서 망신살 뻗쳤을 조루 환자였을 수 있다.

또, 만성 알코올 중독 환자들 중에도 조루로 인해 습관적인 과음을 부추긴 사례가 종종 있다. 만약 어떤 남성이 유독 과음 상태에서만 성행위를 시도한다면 그는 성에 대해 수줍음이 심하거나 조루 환자일 가능성이 크다.

조루에 술을 많이 먹는 것은 빈대 잡으려고 초가삼간 다 태우는 격이다. 지나친 음주 습관은 결국엔 성기능에 엄청난 화를 초래한다. 기본적으로 술은 중추신경을 억제해 여러 가지 뇌 손상을 일으킨다. 만성적으로는 알코올성 치매의 위험도 있다. **또한 간을 손상시키고 남성호르몬을 억제하는 여성 호르몬을 상승시켜 성욕 저하 및 성기능의 억제 현상이 나타난다.**

이뿐만이 아니다. 알코올의 분해산물인 아세트-알데히드는 상당한 독성물질로 고환세포의 파괴를 일으켜 정자와 남성 호르몬의 생산을 떨어뜨린다. 그 여파로 발기부전, 성욕 저하, 정액량 감소, 사정 기능 퇴화라는 무서운 결과를 초래할 수 있다.

국제 학술계에서 밝힌 가장 보편적인 조루 치료법은 사정중추에 발생한 문제를 약물과 행동요법을 병행해 치료하는 것이다. 요상한 시술에 효과도 못 보고 올바른 치료는 받지 않은 채 술로 버티던 K씨는 40대가 되면서 그마저도 불가능하게 됐다. 알코올로 인한 성기능의 손상에 갱년기까지 겹치면서 술을 먹으면 발기조차 힘들었다.

마찬가지로 젊을 때 성기능이 괜찮던았던 만성 알코올 중독자들도 결국 간뿐 아니라 성기능 저하나 성문제, 불임을 겪는 경우가 많다. 아울러 일반인의 과다한 음주 습관은 복부비만과 혈류순환 장애를 일으키는 고지혈증, 당뇨 등과 상당한 연관성이 있어서 발기력에 꼭 필요한 혈류

충만에도 치명타로 작용한다.

술은 적당히 마시면 약, 많이 자주 마시면 독이 되는 야누스의 얼굴을 가졌다. 그럼에도 우리의 술자리 문화가 한두 잔 정도로 끝나는 경우는 흔치 않다. 사람이 술을 적당히 먹고 그 기분을 즐겨야 하는데 술이 사람을 집어삼키는 꼴이다.

"술 때문이야, 술 때문이야."

성문제 때문에 지독한 후회에 빠진 K씨의 흥얼거림은 광고 노래처럼 경쾌하지 않고 서글프기만 하다.

두꺼워도 얇아도 불편한 그것

Q 남편은 콘돔만 끼면 영 불편하고 아프다고 합니다. 흥분이 달아나고 방해만 된다고 불평인데 그렇다고 안 쓸 수도 없고……. 좋은 방법 없을까요?

A 필자가 일했던 미국 킨제이 연구소의 조사에 따르면 남성의 3분의 1 정도가 콘돔을 끼면 불편하고 발기가 약해지는 것 같다고 했습니다. 더 심하면 아예 발기가 죽어 성행위에 실패하는 사람도 있죠. 콘돔은 남녀 사이에 일종의 물리적 장벽이라서 성감 차원에서는 손해를 보는 게 사실입니다.

실제로 콘돔을 씌우는 과정에서 성반응의 흥분 곡선이 훼손될 수 있죠. 특히 콘돔 착용을 여성에게 맡기거나 여성이 콘돔 씌우기에 익숙지 않다면 더욱 그렇습니다. 밀착된 콘돔에 성기의 일부와 포피가 끼면서 통증을 유발하므로 성반응은 당연히 흐트러지게 됩니다.

그런데 이 정도의 문제는 콘돔의 선택에 조금 주의를 기울이고 콘돔 씌우기에 익숙해지면 해결될 수 있습니다. 콘돔의 두께와 탄력에 주의를 요하란 말인데 피임을 위해서라면 당연히 페니스에 밀착되는 게 더 안전하겠죠? 하지만 콘돔이 지나치게 두껍고 탄력이 너무 강하면 페니스가 압박되고, 그로 인해 성감도 처집니다. 상대적으로 두께가 얇은 콘돔은 성감 저하는 덜하지만 파열의 위험성이 있습니다. 따라서 무엇에 더 중점을 둘 것인지에 따라 콘돔 선택도 달라져야 합니다.

또, 콘돔을 사용하면 반응이 처질 것이란 심리적인 부담 자체가 성감 저하에 영향을 주기도 합니다. 이는 콘돔 문제가 아니라 불안 심리가 성반응을 훼손하는 것이죠. 시중에는 성행위 시간을 연장해 줄 것처럼 광고하는 콘돔도 있는데 대부분 마취제가 함유돼 성감을 마비시켜서 흥분을 억제합니다. 이런 콘돔은 조루의 치료 효과는 없습니다. 또한 마땅히 성흥분을 느껴야 할 성행위에서 이를 억제하므로 권할 만한 것이 못 됩니다. 조루가 의심되면 원인 치료를 하는 게 가장 먼저입니다.

마지막으로 콘돔 문제에 반드시 주의가 필요한 경우는 콘돔 사용에 따라 발기 감퇴가 반복되는 현상입니다. 이는 발기부전 등 성기능이 감퇴했다는 조기신호로 해석하는 게 맞습니다. 즉, 발기에 필요한 혈류량이 애초에 부족하거나 정맥으로 조금씩 새거나 감각신경의 둔화 등으로 기본적인 성기능이 떨어지는데 콘돔의 강한 압착력이 혈류 문제와 감각 둔화를 더 악화시킵니다.

만약 이런 형태의 성기능 저하가 의심된다면 콘돔의 선택이나 사용 여부에만 집착할 게 아니라 성기능의 문제를 확인하고 치료하는 게 바람직합니다. 애초에 불편하다며 콘돔을 그렇게 싫어했던 남성도 진료를 받고 발기력 저하가 확인되기도 합니다. 꾸준히 치료를 받으면 콘돔을 착용하는 데 별 어려움 없이 행복한 성생활을 할 수 있습니다.

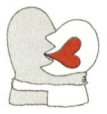

고개 숙인 장남

"나름대로 최선을 다하는데 제 어깨는 무겁기만 합니다."

아내와의 섹스리스 문제로 필자의 진료실을 찾은 J씨, 그는 40대 중반 남성이다. 아울러 그는 다소 전통적인 집안의 장남이다. 어릴 때부터 가족들이 보여 준 기대와 관심이 J씨의 내면엔 부담으로 자리 잡고 있었다.

J씨의 '장남살이'와 성생활을 피하는 것이 무슨 관련이 있을까? 그의 성기능에 심각한 육체적 문제는 없다. 다만 왠지 성생활이 즐거움이 아니라 부담이나 의무라고 한다.

책임감이 강한 J씨의 내면을 분석하던 중, 그는 제법 독특한 에피소

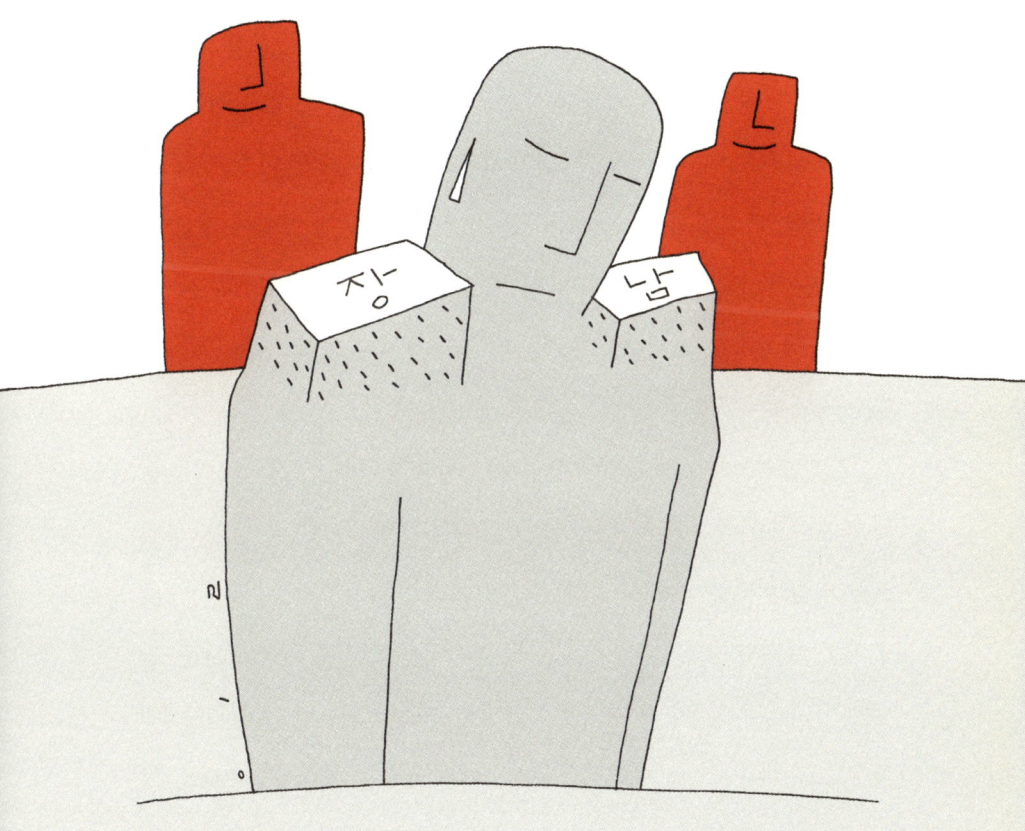

장남의 책임의식, 성취욕, 목표 지상주의, 감정 억제는 성욕 저하나 심인성 발기부전, 지루를 유발하기도 한다. 부담감을 내려놓고 자신을 위할 때 성을 즐길 수 있다.

드를 떠올렸다.

"박사님, 혹시 겨울날 고속버스 터미널 마당에서 불어오는 칼바람을 아시나요? 고향에서 부모님이 오시면 저는 항상 터미널로 나갔습니다. 동생들을 보내도 되는데 장남인 제가 꼭 마중을 가야 할 것 같아서……. 한번은 아주 추운 눈 오던 날이었는데 버스가 늦게 도착하는 바람에 저는 그 칼바람을 맞으면서 두 시간을 서 있었어요. 휴대전화도 없던 시절인지라 혹여 제가 보이지 않으면 부모님이 섭섭해 하시거나 걱정하실까 봐요."

따뜻한 대합실에 앉아 있으면 왠지 효심이 부족한 아들이 되는 것 같았다던 J씨. 그는 동생들의 어려움도 친구들의 불행도 그냥 지나치지 못한다. 회사에서도 책임감이 강하며 경쟁에서 살아남으려는 욕심도 많다.

가정에서도 아내의 기대에 부응하는 훌륭한 남편이기도 한 J씨는 정작 본인의 즐거움을 찾아가는 원초적인 본능은 등한시한다. 주변의 요구에만 자신을 맞추다 보니 나 자신은 없다. 그에겐 성행위가 나의 즐거움을 찾는 행위가 아니라 그저 아내를 만족시키는 또 다른 의무다. J씨는 단순히 아내와의 성행위가 재미없고 식상해 섹스리스가 된 게 아니다. J씨와 비슷한 배경을 가진 섹스리스 남성들에게 필자는 이렇게 말한다.

"이제는 부담감을 내려놓고 나 자신을 위하시지요."

장남 특유의 책임의식, 성취욕, 목표 지상주의, 감정 억제는 심리적 원인에 따른 성욕 저하나 심인성 발기부전, 지루 등에 악영향을 준다. 잘해야 된다는 부담감이 자연스러운 성반응을 막고 평소의 감정 절제가 성반응의 표출을 억제하기 때문이다. J씨는 좀 심한 경우인데 굳이 장남이 아니라도 책임의식, 완벽주의 성향이 강한 '장남형' 남성들은 성기능에 문제가 생기기 쉽다. 일상적인 책무엔 대부분 성실하지만 원초적 성기 피로 '가정에 소홀한 나쁜 남편'이란 배우자의 비난이 따라붙는다. 또한 아이를 낳고 식구가 늘면서 양육 책임과 사회적 도태에 대한 두려움은 그들의 무의식을 강하게 지배한다.

다가올 설 명절도 장남형 남성들에겐 그 특유의 의식이 강화되는 시기다. 묵묵히 책임을 다하다 보니 겉으로는 굳이 티가 안 날 수도 있지만, 그들의 무의식은 책임의식 때문에 명절증후군을 겪는다.

남성들은 성생활이 힘들면 정력제를 먹거나 인공적인 발기 약만 쓰려고 한다. 하지만 J씨처럼 심인성 성기능 장애에는 그리 효과적이지 않다. **심리적 문제라면 무조건 막연하고 모호하다고 여기지만, 당사자의 성격적 특성과 심리적 배경까지 잘 다뤄주면 치료는 의외로 쉽다.** 항상 권위를 지켜야 하고 자신감을 잃지 않으려는 내 남편, 사실은 자신의 존재에 대한 숙명적 요구에 부응하기 위해 물밑에서 발버둥치고 있는 불쌍한 백조일 수 있다. 오히려 만사 내려놓고 편히 있으면 훨씬 쉽게 뜰 수 있는데도 말이다.

가을 타는 남자에게
비타민D를

"가을을 타는 걸까요? 배터리가 방전된 것같이 기운이 팍 빠져나가는 느낌이 영 안 좋습니다."

가을만 되면 이런 현상을 호소하는 남성들이 유독 많다. 40대 중반의 B씨는 이상하리만큼 온몸이 찌뿌드드하고 의욕이 떨어지고 성욕마저 처진다고 느낀다. 쓸쓸함에 가슴이 뻥 뚫린 듯하고 창밖을 멍하니 내다보며 인생을 고뇌하는 철학자가 따로 없다. 우울증까지는 아니지만 처지는 느낌을 지울 수 없다. 급기야 아내로부터 요즘 가을 타느냐는 얘기까지 듣게 된다.

이런 현상은 비타민D와 남성 호르몬의 상호작용과 관련이 있다.

햇볕을 받으면 우리 몸의 피부에서는 비타민D가 합성된다. 그런데 일조량이 감소하면 비타민D의 합성이 줄고 남성에게는 반갑지 않은 일들이 생긴다. **비타민D는 고환에서 남성 호르몬인 테스토스테론 생산에 관여하는 유전자를 조절하는 중요한 역할을 한다.**

최근 오스트리아의 연구에서 비타민D의 혈중 농도가 높은 남성이 테스토스테론의 혈중 농도 또한 높은 것이 재확인됐다. 또, 비타민D와 테스토스테론의 혈중 농도는 계절에 따라 달라진다. 남성 호르몬의 혈중치를 계절별로 비교해 보면 일조량이 감소하는 가을에 접어들면서 남성호르몬은 더욱 감소해 겨울까지 최저 수준으로 떨어진다.

테스토스테론은 성욕, 발기, 사정 등 성기능에 필수적이다. 테스토스테론의 감소는 성기능의 전반적인 저하를 가져올 수 있다. 실제로 가을에 발기부전, 조루 등 성기능 장애가 발병하는 빈도가 더 높다는 연구 보고가 있다.

남성 호르몬은 성기능뿐 아니라 몸과 마음의 에너지와 신진대사에 상당 부분 관여한다. 가을에 일조량 감소에 따라 남성 호르몬이 저하되면 기분은 처지고 의욕이 없어지며 쉽게 피로해지는 등 우울증 현상처럼 보이기도 한다. 특히 이런 양상은 계절성 변화에 따라 체내의 멜라토닌 생성이 증가하고 세로토닌이 감소하면서 더욱 심해진다.

가을을 가볍게 타는 정도라면 큰 걱정을 할 필요는 없다. 여기, 가을에 따른 심신의 위축감을 줄이는 데 몇 가지 도움이 될 만한 방법이 있다. 기본적으로 햇볕이나 그와 유사한 빛을 자주, 많이 쬐는 것이 좋다. 비타민D의 생성을 활성화하는 것이다. 아예 비타민D를 보충하는 것도 방법이다. 남성 호르몬의 생성을 돕는 아연, 셀레늄 등의 섭취도 유익하다. **비타민D는 계란노른자, 우유, 등 푸른 생선에 많으며, 아연은 굴, 콩, 육류에, 셀레늄은 브로콜리, 양배추, 우유 등에 많다.**

40대 중반 이후의 남성들은 여기에 한 가지가 더해진다. 평소에도 남성 호르몬의 생산이 부족한 갱년기가 진행되는 과정에서 가을을 타다 보면 더욱 힘들 수 있다. 앞서 언급한 가벼운 대처로도 힘들 경우엔 호르몬계의 변화를 면밀히 관찰하면서 필요에 따라 남성 호르몬을 직접 보충하는 것이 좋은 결과를 낼 수 있다.

인간의 성기능까지 좌지우지하는 햇볕의 힘, 자연의 위대함에 새삼 겸손해진다. 계절의 변화는 인간의 힘으로 어찌할 수 없지만 남성 호르몬 저하나 우울증 등은 인간의 노력으로 상당 부분 개선할 수 있다. 가을의 얄궂은 괴롭힘으로부터 벗어나는 데는 비타민D, 아연, 셀레늄이 필요하다.

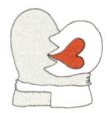

피터팬 증후군

《피터팬》은 어린이들의 꿈과 상상력을 자극하는 순수 동화로 잘 알려져 있다. 그런데 사실, 피터팬은 20세기 초반 영국 중산층의 문제점을 비판하는 일종의 사회 고발 동화였다. 필자의 진료실에도 영원히 늙지 않고 어린이로 남은 네버랜드의 피터팬이 가끔 나타난다. 어머니의 손에 이끌려온 20대 후반의 남성 P씨. 그의 어머니는 신혼의 아들이 섹스리스로, 아내에게 아무런 시도조차 않는 현실을 의아해했다.

"부족할 게 없어요. 아들은 잘 차려 놓은 밥상조차 거들떠보지 않는 셈이죠."

유능한 아버지 아래 경제적으로 윤택했고, 부모의 희망대로 명문대를 졸업한 P씨. 결혼 전까지 연애 경험이 전무한 아들을 부모는 그저 때 묻지 않은 아이라 여겼다. 결국 부모가 나서서 결혼을 시켰는데 성행위에는 조금도 관심을 보이지 않았다. 어머니는 아들에게 무엇이 부족한지, 성기능에 무슨 문제가 있는 건지 알려달라고 재촉해서 필자는 직언을 할 수밖에 없었다.

"부족한 게 있지요. 바로 독립성입니다."

P씨는 평생을 그렇게 차려 놓은 밥상을 먹는 존재였다. 이래라 저래라 하는 부모의 명령에 P씨는 스스로 문제나 목표를 찾고 성취하는 과정을 겪지 못했다. 회사에서도 P씨는 그저 성실한 조직원일 뿐이며 사적인 인간관계를 가질 줄 몰랐다. 틈나면 음악이나 게임 등과 같은 가상현실을 즐길 뿐이다.

"남편은 섹스보다 컴퓨터 게임이 좋대요."

남편의 수동성에 속을 썩이던 미모의 아내도 그렇게 눈물을 흘렸다. 당연히 P씨는 신체적으로 정상이다. 그렇다고 단순 우울증도 아니고 무기력증도 아니다. **다만, 성장기에 적절한 독립성이나 주체성을 갖고 인간관계의 기술을 체득하지 못했다.** 그래서 인간관계 중 가장 강렬한 관계인 성생활은 더욱 부담스러워 하는 것이다.

미국의 D 카일리 박사는 1970년대 성인 사회에 어울리지 못하는 '어른아이'들이 급격하게 늘어나는 현상을 발견하고 이를 '피터팬 증후군'이라 명명했다. 이런 피터팬들은 무책임, 불안, 고독감, 자기애 등 다양한 특성을 가지는데 그중의 하나가 성역할의 갈등이다. **이들은 어머니로부터 벗어나지 못해 이성 관계에서 주도적이거나 동등한 역할을 기피하고 상대 여성으로부터 모성을 갈구한다.** 실제로 이들에게선 성욕 저하, 발기부전의 성문제가 동반되는 경우가 많다.

한국형 피터팬 남성들은 P씨처럼 대도시의 엘리트 집안에 부모 중 어느 한쪽이 아주 출중한 집안 내력을 갖고 있는 경우가 많다. 이들은 부모의 유능함과 컨트롤을 극복한다는 게 불가능한 일이라 여긴다. 그들의 무의식엔 자포자기의 심정이 깔려 있다. 특히 우리나라의 지나친 입시교육 때문에 인간관계의 근본을 배울 기회를 박탈당한 점도 영향을 준다.

P씨의 경우 성기능 자체에 초점을 맞추기보다 아내와의 친밀관계를 형성하는 과정이 바로 치료의 시작이다. 의학적으로 문제가 되는 수준의 피터팬 증후군은 내버려둘 경우 중년 이후의 삶이 더욱 순탄치 못하다. 피터팬의 원작자인 배리는 어른이 된 피터팬의 모습이 바로 후크 선장이라고 했다. 방치된 피터팬 증후군 환자들은 나이가 들면서 사회적 무기력증이 자신에 대한 실망으로 이어져 비극적인 말년을 맞을 수 있다. 악어에게 잡아먹히는 후크 선장처럼 말이다.

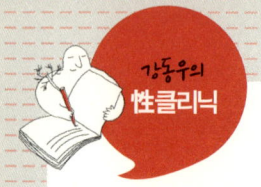

사이즈와 성기능 1

 많은 남성들이 성기 크기에 연연하잖아요. 그런데 성기능에는 성기가 아니라 고환 크기가 더 중요하다는데 사실인가요?

 결론부터 말하자면 맞는 말입니다. 한국의 많은 남성이 성기 크기에 집착하죠. 하지만 이는 열등감과 콤플렉스일 뿐 실제 성생활의 만족과는 별 상관이 없습니다. 오히려 남성에게 훨씬 더 중요한 부분은 바로 고환의 크기입니다. 고환은 건강한 정자를 생산해 임신에 필수적인 역할을 할 뿐만 아니라 남성 호르몬을 생산하기에 성기능에 있어 아주 중요합니다.

인종에 따라 조금 차이가 나지만 대략 정상적인 고환의 크기는 18cc 내외입니다. 이는 삶지 않은 메추리알 크기 정도와 비슷합니다. 해당 평균 크기에서 5cc 정도의 편차는 정상 범주에 속합니다. 이 범위 내에선 고환이 크다고 성기능이 좋은 것도 아니고, 작다고 성기능이 취약한 것도 아닙니다.

하지만 고환의 크기가 10cc 내외이거나 예전에 비해 크기가 점점 위축된다면 이는 분명 문제의 소지가 있습니다. 실제로 고환이 작은 남성의 남성 호르몬을 검사해 보니 수치가 3.0~3.5ng/mL 이하로 성기능에 부정적 영향을 줄 만했습니다. 고환이 위축돼 남성 호르몬의 생산이 줄면 성욕이나 발기력, 사정 시 쾌감 등이 저하되고 정액량 감소와 피로감 등의 증상도 나타날 수 있습니다.

고환의 위축과 남성 호르몬 감소는 의외로 많은 사람이 겪고 있는 문제입니다. 고환은 열과 독성 물질, 스트레스에 취약합니다. 새 생명의 씨앗을 만드는 곳인

만큼 고환 세포가 맑고 깨끗한 혈액과 환경을 요하는 것은 당연지사겠지요? 따라서 하루 종일 앉아서 일하거나 지나친 음주와 흡연, 스트레스, 불면증, 비만, 운동 부족, 비뇨기 감염 등에 따라 고환은 제 기능을 잃기 쉽습니다. 남성 호르몬 저하의 문제로 필자를 찾는 직업군 중에 변호사, 고온 환경의 근로자, 운전기사, 고시생, 밤낮이 바뀐 직업 종사자, 습관성 알코올 문제를 가진 남성이 많다는 사실에 주목할 필요가 있습니다.

근래 남성 호르몬이 부족하다고 호르몬제를 무슨 정력제처럼 남용하는 사례가 너무 많습니다. 원인은 방치한 채 손쉽게 호르몬을 보충하려다가는 고환의 자연 생산 기능은 더욱 위축되는 '네거티브 피드백'에 빠질 수 있습니다. 또한 호르몬을 장기간 사용하면 부작용의 위험성도 덩달아 커집니다. 그러므로 남성 호르몬이 감소했다면 그 원인을 찾고 해결하는 데 집중해야 합니다. 호르몬 부족이 심하거나 2차적 문제가 우려될 경우 남성 호르몬을 보충하되, 가능한 한 단기적으로 하는 것이 옳습니다.

앞으로는 남성들이 성기 크기를 비교하며 쓸데없는 열등감에 사로잡히는 습관을 버리길 바랍니다. 성기 크기에 집착하느라 요상한 시술에 현혹되는 남성은 성의학을 몰라도 너무 모르는 사람입니다. 차라리 고환의 크기가 전보다 유달리 작아진 것은 아닌지 확인하는 것이 훨씬 현명한 자기애(自起愛)라고 할 수 있습니다.

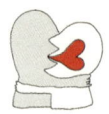

100% 보장에 속지 마세요

"심장을 10초라도 멈추게 할 수 있습니까?"

최근 방문한 조루 환자 K씨에게 필자가 던진 질문이다. K씨는 그제야 좀 이해가 됐는지 고개를 끄덕였는데 그러면서도 뭔가 아쉬운 듯 되물었다.

"그럼, 정말로 내 마음대로 사정을 조절할 수는 없습니까?"

"정상인 수준으로 어느 정도 조절이 가능한 것이지요. 그 이상은 욕심입니다."

K씨는 조루를 고치려다 사정을 100% 마음대로 조절할 수 있다는 뻔한 광고에 속아 학술적으로 근거가 부족한 시술을 받았다. 하지만 효과

는커녕 부작용에 고통만 받다가 필자를 방문한 수많은 환자 중 하나이다. 결론부터 말하자면, 성기능을 100% 마음대로 조절하게 만든다는 말은 전혀 근거가 없다. 고의로 거짓말을 한 것이거나, 성기능의 기본 지식도 모르는 것이다.

인간의 생명 유지나 생식에 관련된 신체 기능은 애초에 100% 마음대로 조절할 수는 없다. 왜냐하면 자율신경계의 지배를 받기 때문이다. 지구상에 심장을 멈출 수 있는 해괴한 인간은 없다. 운동을 하면 더 많은 산소가 필요하고 심장은 빨리 뛴다. 또 날씨가 덥고 체온이 상승하면 땀이 분비된다. 내 의지대로 심장을 빨리 뛰게 하거나 멈추거나 땀을 분수처럼 쏟아내는 게 아니란 얘기다.

성기능도 상당 부분 자율신경계의 지배를 받는다. **따라서 발기를 마음대로 시키거나 사정을 완전히 조절할 수 있는 사람은 없다.** 그런데도 남성에게 가장 흔한 성기능 장애인 조루와 관련한 말도 안되는 얘기에 속는 사람이 많다.

정상 남성은 일반적으로 5~10분의 삽입 성행위가 평균이다. 약물 치료와 행동요법의 병합 치료는 교과서나 의료 선진국에서 가장 각광받는 조루 치료법으로, 이는 정상인과 비슷하거나 정상보다 일부 상회하는 사정 시간과 만족감이 치료 목표이다. 그런데 매번 마음대로 사정 시간을 조절할 수 있게 해 준다며 학술적으로 근거가 부족한 시술로 환자를 유인하는 것은 비난받아 마땅하다.

성기능 치료에서 정서적인 부분이나 심리적인 요소는 배제할 수 없다.
그만큼 정서 반응에 쉽게 영향을 받는 부분이기 때문이다. 내 의지대로 조절할 수 없는 자율신경은 신기하게도 불안이나 긴장과 같은 정서 반응에 영향을 받는다. 뛰지도 않았는데 심장이 빨리 뛰고, 덥지도 않은데 손발에 땀이 심하게 나는 경우는 남들 앞에서 발표를 하거나 무언가 긴장하거나 불안할 때 쉽게 경험할 수 있다.

즉, 불안, 긴장, 스트레스 등 불안정한 정서 반응은 자율신경계를 교란시켜 성기능에도 악영향을 준다. 이 때문에 혈관·호르몬 등 신체 기능이 멀쩡한 환자가 발기부전이 될 수 있다. 조루 환자의 상당수가 불안증이나 긴장·다혈질 등의 조급함이 있는 것도 그 때문이다.

성기능 장애 치료와 관련된 대표적인 거짓말은 성기를 어떻게 바꾸기만 하면 성기능 장애가 치료된다거나 성기능을 마음대로 조절할 수 있는 말이다. '100% 효과 보장, 부작용 0%' 등의 말들은 발기부전, 조루, 불감증, 성욕저하증 같은 다양한 성기능 장애에 모두 해당되는 거짓 유혹이다. 아무리 남부끄러운 성기능 장애라 하더라도 조금만 신중히 생각해 보면 어떤 치료가 이치에 맞고 어긋난 것인지 알 수 있을 것이다. 뻔한 거짓말에 속아 혹 떼려다가 혹 붙이는 우를 범하지않길 바란다.

100% 효과 보장, 부작용 0%, 이런 말들은 다양한 성기능 장애에 모두 해당되는 거짓 유혹이다. 뻔한 거짓말에 속아 혹 떼려다가 혹 붙이는 우를 범하지 말자.

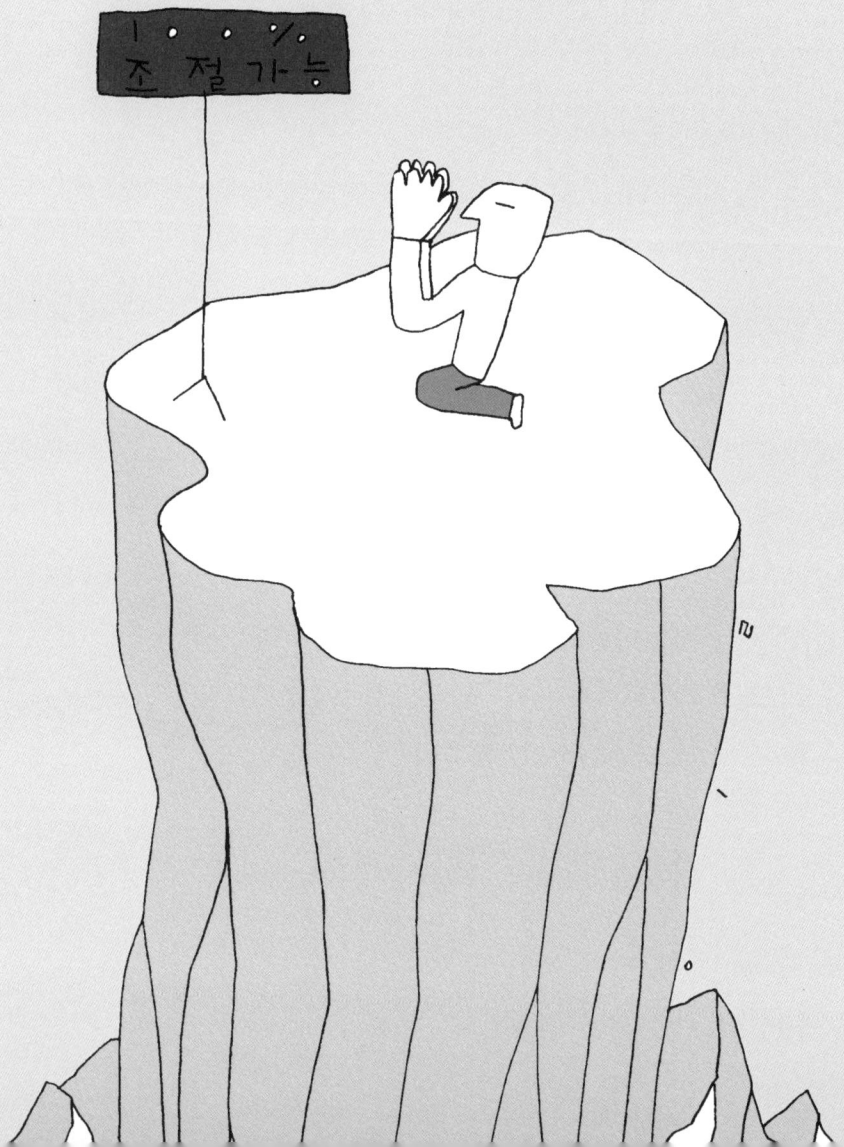

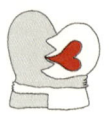

남자들이여, 귀차니즘에서 벗어나라!

"저녁 먹고 아홉 시 뉴스에서 땡 소리가 나면 남편은 아주 병든 닭이 돼요."

가슴이 답답하고 발기 기능도 처진다며 필자를 찾은 30대 후반의 J씨, 함께 진료실을 방문한 그의 아내는 이런 하소연을 했다. J씨는 '흉통 증세로 미뤄 보아 자신의 심장에 문제가 있고 혈류 순환이 안되니 발기부전에 빠진 것 아닌가' 하고 스스로 그럴듯한 진단을 하고 있었다. J씨를 면밀히 검사한 필자는 다소 엉뚱한(?) 처방을 내렸다.

"우선 해 드릴 처방은 저녁 드시고 눕지 말라는 겁니다."

예상치 못한 필자의 말에 시큰둥한 반응을 보이는 J씨.

"발기가 안되는데 침대에 눕지 말라니요? 섹스하지 말라는 뜻입니까? 발기 약이나 주시지……."

"식후 바로 주무시지 말라는 뜻이죠. 약은 일회성 인공 발기를 도울 뿐이에요. 자연 발기할 수 있게 완치시켜 주는 게 아닙니다."

흔히 발기가 안되면 발기 약만 생각하는데, 이는 원인을 치료하는 게 아니다. J씨에겐 자신의 성기능뿐 아니라 건강을 해치는 나쁜 습관이 있다. 바로 저녁 식후 바로 잠들어 버리는 것이다. 이 습관은 체중 증가와 복부비만으로 이어져 성기능을 망친다.

J씨가 가슴이 답답하다며 심장 문제를 걱정했던 것도 필자의 추정대로 '역류성 식도염' 때문임이 확인되었다. **식후에 바로 눕게 되면 복압이 증가해 위와 식도의 경계인 식도 괄약근이 열리고, 위 안의 음식물이 역류해 식도염이 생긴다.** 식도벽은 위벽과 달리 위산에 상당히 취약해 쉽게 손상된다. 식도염은 가슴 통증과 불쾌감이 주증상이라 심장 문제로 오인하는 경우가 많다.

게다가 J씨의 나쁜 습관은 그대로 체중 증가와 복부비만을 유발했다. 비만에 따른 고지혈증은 혈관 기능을 망쳐 성기능뿐 아니라 신체에 갖은 악영향을 준다. 복부비만은 남성 호르몬의 생산도 저하시킨다. **남성 호르몬이 저하되면 식곤증이 더 심해지고 이런 악순환은 성욕과 발기력을 저하시킬 뿐만 아니라 전반적인 건강을 해친다.** 더불어 복부비만은 수면 무호흡증을 악화시키는 주요한 인자다. 자다가 숨을 쉬지 않는 수면 무호흡증 남성에게 성기능 저하는 늘 따라붙는 문제이다.

치료 초기 "남들은 저녁 시간에 과음과 흡연으로 몸을 망치지만 나는 착한 남편이라 집에 일찍 귀가하는데, 이제는 일찍 자는 것까지 간섭하느냐!"며 아내와 필자에게 두루 불평을 늘어놓던 J씨. 다행히 필자의 끈질긴 설득에 식후 바로 눕는 습관을 버리고 평소 곯아떨어질 시간에 아내와 가벼운 운동도 했다. 몇 주 동안 체중 감량이 이어지며 복부비만을 줄여 가더니 요즘은 성기능뿐 아니라 건강도 10년은 젊어졌다며 기뻐한다.

많은 성기능 장애 환자가 몸에 좋은 정력 음식 또는 발기 약이나 찾으려 들지 자신이 어떤 문제와 나쁜 습관을 가졌는지 인식하지 못한다. 그저 흡연이나 과음만 건강에 나쁜 습관이라 여긴다. **하지만 저녁 먹고 곧장 침대에 누워 버리는 습관은 흡연, 음주 못지않은 성기능의 독약이다.** 또 이는 앞서 언급한 대로 역류성 식도염에도 좋지 못한 습관이며, 남성 호르몬 감퇴를 의미하는 남성 갱년기의 신호이다. 귀차니즘과 식곤증에서 시작된 악순환은 불행을 자초하는 지름길이라는 점을 잊지 말자.

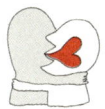

남자도 위로받고 싶다

"누워도 잠이 오지 않고, 천장이 아주 빙빙 돕니다."

40대 초반의 남성 B씨는 좌절과 분노에 휩싸여 있다. 진료 초기 그는 자신의 발기부전과 이런 감정이 어떻게 연결되는지 잘 몰랐다.

진료가 거듭되면서 그는 회사에서 겪었던 불행한 사건들을 털어놓기 시작했다. 지난해 새로운 프로젝트를 맡았던 B씨 부서의 실적 부진이 도마에 올랐던 것이다. 하필이면 총책임자였던 B씨의 상사는 사건이 터지기 직전 다른 회사로 영전했다. 때문에 실적 부진의 직격탄을 실무 책임자였던 B씨가 고스란히 떠안아야 했다. 더군다나 회사는 분위기를 쇄신한다며 새로운 부서장을 영입했고, 그는 과거 흔적을 없앤다며 옛 부서장의 오른팔이었던 B씨부터 숙청했다. 그래서 B씨는 현재 대기발령 상태이다.

"지금 저는 회사에서 팔다리 다 잘렸습니다. 작년 말부터 실적이 좋아지고 있는데 왜 제가 좌천되어야 하죠?"

B씨는 진료실에서 자신을 버린 상사와 새로운 부서장에 대한 분노와 좌절감을 쏟아냈다. 남성에게 성취욕은 삶의 중요한 요소인데 그는 사회적 성취에 실패하면서 심한 우울감을 겪게 되었다. '까마귀 날자 배 떨어진다'고 비슷한 시기에 아내와의 성관계마저 실패하게 된 것이다.

"저는 이제 유령입니다. 회사에서건 집에서건 남자 구실을 못해요."

발기 기능이 떨어진 후, 그의 자존감은 더욱 바닥으로 떨어졌다. 한번 실패하고 나니 자꾸 발기 반응을 확인하려 들고, 성행위를 시도할 때마다 어떻게 해서든 정상적인 반응을 끌어내고 싶었다. 그런 간절함은 마치 좌천당한 회사에서 자신의 자리를 되찾고 싶은 마음과 마찬가지였다.

하지만 발기에 집착할수록 '또 안되면 어쩌지'라는 불안만 커졌다. 이런 불안은 정상 발기 반응을 제한할 수 있다. B씨는 정신과적으로는 적응장애에 해당한다. 좌천과 대기발령이라는 강한 스트레스 이후 우울감과 좌절감에 남성 심리가 좌절당하면서 '심리적 거세'에 빠진 것이다.

B씨와 같은 심리적 거세는 직장에서의 좌천이나 해고뿐 아니라 배우자와의 이혼·사별, 배우자의 외도, 사업 실패 등에서 많이 일어난다. 특히 아내의 외도에서 겪는 분노 감정은 아내에 대한 순결성 문제까지 겹치

면서 상처가 오래 깊어지기도 한다. 다행히 B씨는 해당 문제에 대한 아내의 이해와 협조가 원활해 심리 치료와 성치료에 무난히 반응하며 발기반응을 되찾았다.

요즘같이 경쟁이 심하고 생존이 쉽지 않은 사회에서 B씨처럼 사회적 좌절을 겪는 남성들이 심리적 거세, 즉 심인성 발기부전에 빠지는 사례가 종종 있다. 특히 이런 상황에서 배우자인 아내가 남편의 발기부전을 비난하고 무시하려 든다면 문제는 더 커진다.

지금도 회사일로 온갖 스트레스에 빠진 내 남편은, 남자에게 거세에 해당할 만큼 힘든 생존경쟁의 각축장에서 하루하루 내 가족을 위해 참고 버티고 있는 것인지도 모른다. 이런 때일수록 아내의 따뜻한 위로와 격려가 필요하다. 당연한 말이지만 남자들도 간절하게 위로받고 싶을 때가 있다.

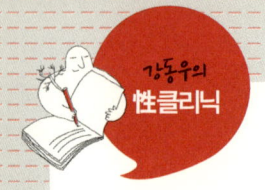

사이즈와 성기능 2

 남편이 성기 크기에 지나치게 집착합니다. 성기가 작아서 발기해도 사이즈가 작다고 불만이 이만저만이 아닙니다.

 물건이 큰 남자는 발기해도 클 것이라고 믿는 것은 잘못된 상식입니다. 킨제이 박사의 사망 후 연구소장을 역임했던 게바드 박사는 평상시 이완 상태에서 상대적으로 작은 페니스는 큰 것에 비해 더 많이 팽창해서 실제 발기 시에는 양자 간 큰 차이가 없다는 결론을 내렸습니다. 더욱이 정면으로 보는 상대의 것보다 내려다봐야 하는 자신의 것이 시각적으로 작아 보이기 마련입니다. 그래서 음경왜소 콤플렉스 환자들에겐 내려다보지 말고 거울을 통해 정면으로 바라보라고 의사들은 권유하고 있습니다.

그럼, 여기서 남성들이 정말 남몰래 고민하는 페니스의 발기 상태를 알아봅시다. 킨제이 보고서의 내용 중에는 발기 각도에 대한 항목이 있습니다. 쉽게 말해 '얼마나 위로 서느냐'는 문제죠. 남성이 선 자세로 페니스가 발기된 각도를 사람의 머리 방향을 180도, 발끝을 0도로 했을 경우 대개 85~150도의 범주에서 발기되며 85도 이하는 7.3%에 불과했습니다. 그러나 90년대 후반 발기 각도를 사진 비교로 재해석한 결과, 평균 발기 각도는 110도 정도로 비슷했지만 정상 범주가 60~150도까지 폭넓게 분포한다고 확인됐습니다.

따라서 발기했을 때 각도가 수직에 가까운 정도라면 크게 고민할 필요는 없습니다. 또한 나이를 먹으면서 이러한 발기 각도는 조금씩 떨어지는 것이 자연스러운 현 상입니다. 애초에 발기 각도가 누구보다 몇 도 낮다고 걱정하거나 이를 두고 정력을 논함은 부질없는 짓입니다. 문제는 원래 자신의 발기 각도가 얼마였는데 이전보다 현저히 떨어진다면 발기부전 등 성기능 장애를 의심해야 합니다.

발기했을 때 페니스가 좌우로 치우치는 경우는 어떨까요? 연구 결과를 보면 85%의 남성은 정면 방향에 가깝고 좌우로 쏠리는 경우 좌측 방향이 우측보다 5~11배 많습니다. 이는 고환이 정상적으로 우측보다 좌측이 처진 것과 연관 있을 것으로 추정됩니다. 결론적으로 좌우측 쏠림이나 발기 각도가 수직 방향에서 30도 이내라면 그리 문제되지 않으므로 안심해도 됩니다. 하지만 발기 각도가 60도 이하라면 음경이 구조적·기능적으로 문제의 소지가 있고, 성 기능에 장애가 올 가능성도 큽니다.

단순한 발기 각도보다 더 무서운 것은 외상선천적 요인이나 기타 원인에 의해 성기가 한쪽으로 심하게 휘는 '페이로니(Peyronie)' 병입니다. 이는 통증과 발기부전뿐만 아니라 상대 여성의 성교통을 유발하여 성관계에 심각한 지장을 초래하는 질환입니다. 끝으로 남성들이 잊지 말아야 할 것이 있습니다. 그것은 바로, 애정을 교환하는 성행위에서 있어서 성기의 크기나 모양보다 사랑의 감정과 배려가 훨씬 더 중요하다는 점입니다.

절망의 종착역

"제 인생은 끝났습니다!"

30대 중반 남성 K씨의 표현에는 위기감이 묻어났다. 그는 스스로 심각한 발기부전이라 여겨 극도의 절망에 사로잡혀 있었다.

"해볼 방법은 다 해봤습니다. 발기 약도, 발기 주사도 모두 효과가 없는데 고쳐질 거라고 기대도 하지 않습니다."

그는 시판 중인 모든 발기 약과 주사를 권유받고 사용해 봤지만 충분한 효과를 얻지 못했다. 그때마다 돌아온 답변은 "발기부전이 심해 다른 방법이 없다"는 것이다. 그래도 성생활을 원한다면 음경 안에 인공 보형물을 넣어 발기를 대신하는 최후의 방법뿐이라고 들었다 한다.

그래서 K씨는 더 이상의 치료가 무의미하다고 여겨왔다. 아내의 고집에 마지못해 필자를 찾아왔지만 그는 필자의 진료실을 '종착역'으로 여길 뿐, 치료 개선을 도무지 믿지 않았다. 이미 그에겐 '발기 약에 반응이 없으면 돌이킬 수 없는 심각한 발기부전'이란 인식이 팽배했기 때문이다.

하지만 이는 어디까지나 과장된 생각이다. 그렇게 생각하게 만든 일부 의료진이 반성해야 할 대목이다. 발기 약에 반응이 없다 해서 무조건 치료가 불가능한 것은 아니다.

그동안 K씨의 발기부전에 대한 잘못된 접근은 원인 교정을 제쳐두었다는 점에 있었다. **근본적인 원인을 바로잡지 않은 상태에선 아무리 발기 약을 먹어봤자 발기 기능이 개선되지 않거나 기껏해야 인공적인 발기를 할 수 있는 게 전부이다.**

K씨가 필자의 진료실을 두고 종착역이라 말한 점이 필자의 치료 의지를 자극했다. 그는 신경계와 호르몬, 혈관, 심리적 요소에서 두루 문제가 있었다. 원인이 여럿인 경우를 '복합성 발기부전'이라 하는데 많은 사람은 원인이 복합적이면 무조건 치료가 더 힘들다고 잘못 생각한다.

하지만 복합성이라 하더라도 각 분야의 원인이 최악이 아니라면 치료 여지가 상당히 많다. 다만 치료자가 각종 원인을 두루 다룰 줄 아는 성의학적 전문성이 있어야 한다. 특정 분야의 지식만으로는 치료에 한계를 맞을 수밖에 없는 것이다. 실제 전문가에겐 단순히 복합적인 경우보다 오히려 어느 한쪽 영역이 극도로 훼손돼 회복 불가능한 단일성 원인의 발기부전이 치료하기 더 어렵다.

특히, 극도의 긴장성이 있거나 기타 이유로 교감신경의 항진이 지나치면 발기 약의 효능은 제한된다. 즉 심신의 긴장으로 인해 체내에 분비되는 아드레날린이 강력한 혈관 수축 작용을 일으키면 발기 기능이 떨어지고 발기 약의 효과마저 제한할 수 있다. 발기 약에도 발기 반응이 나타나지 않을 수 있다는 뜻이다. 발기 약이나 발기 주사에만 의존해 인공적인 발기를 시켜왔던 환자도 그 배경 원인이 치료되면 얼마든지 자연 발기로 회복될 수 있다. 특히 20~30대 젊은이의 발기부전은 더욱 그러하다.

K씨는 각 원인의 자질구레한 문제가 호전되면서 현재는 발기 약 없이도 자연 발기가 가능한 건강한 남성이 되었다. 부디 쉽게 구할 수 있는 발기 약에만 의존해 제대로 원인을 파악하지도 않은 채 허송세월하지 말길 바란다. 특히 발기 약에 효과가 없다고 해서 심각한 발기부전에 치료가 불가능할 것이라고 섣불리 판단하지 말자.

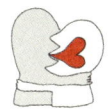

누구도 사랑하지 않는 남자

"결혼 전엔 때 묻지 않은, 기껏해야 무뚝뚝한 사람쯤으로 여겼죠."

30대 중반의 여성 P씨는 생과부로 살아온 지 올해로 벌써 10년째다. 흔히 섹스리스 문제에 '몸이 안 좋아서, 호르몬이 부족해서, 매력이 없어서, 불화가 심해서' 등등의 이유를 떠올린다. 하지만 P씨의 사례는 남편에게 좀 더 근원적인 문제가 있다.

사실 남편은 짧았던 연애시절부터 특이했다. 연락도 없다가 뜬금없이 나타나 말없이 있다가 휙 사라지곤 했다.

"나랑 결혼해 줘."

몇 번 만나지도 않았고 감정이 깊어진 것 같지도 않은데 느닷없이 청혼을 해왔다.

뿐만 아니라 남편은 결혼을 약속하고도 스킨십은 시도도 않았다. 아내는 한편으로 이상하다는 생각이 들기도 했지만 남편이 그저 여자 경험이 없고 순수해서라고 여겼다.

"남편이 문제가 있다는 걸 신혼여행 때 알게 됐죠. 지금까지 10년째죠. 휴······."

P씨의 깊은 한숨은 지난날의 고통만큼 깊다. 남편은 신혼여행에서도 전혀 성관계를 원치 않고 관심도 없는 것 같았다. 그렇게 아내를 방치해 두고는 아무 일도 없다는 듯이 대했다.

"도저히 안되겠다 싶어 제가 다가가 봤더니 남편은 표정부터 행동까지 멀뚱멀뚱하다는 말이 딱입니다."

예비부부라면 떨리는 마음으로 손꼽아 기다리는 허니문! 그 역사적인 날조차 아무런 시도조차 하지 않은 남편, 도대체 어떻게 된 것일까?

사실 남편의 성적 기피는 그의 부족한 인간관계를 그대로 상징한다. 내성적인 남편은 자신의 감정을 타인과 절대 공유하지 않는다. 힘들다는 감정 표현도 없고, 누가 시키지도 않았는데 스스로 돈 버는 기계처럼 살 뿐이다.

그에겐 진정한 친구도 없다. 모임이라 해 봤자 직장의 회식 자리에 마지못해 참석하거나 이해관계 때문에 만나는 아주 표면적인 정도가 전부다. 그가 죽마고우를 지속적으로 만나거나 아내에게 단짝 친구를 소개해 주는 일도 당연히 없다.

성은 일반적인 관계보다 더 깊은 인간관계, 즉 애정과 사랑의 감정을 주고받는 친밀한 관계이다. 그런데 사회성이 근본적으로 결여된 남편은 남녀 불문하고 친밀한 관계를 맺어 본 적도 없고 맺을 줄도 모른다.

이런 점에서 남편은 한마디로 'asexual', 즉 무성애(無性愛)자이다. 이는 성적 애정을 알지도 느끼지도 못하는 사람이란 뜻이다. 1980년대 스톰스(Storms) 박사는 인간에게는 누구나 동성·이성을 좋아하는 호감이나 그 이상의 성적 감정이 있는데 개인에 따라 그 정도의 차이가 있다고 개념화했다. 그런데 동성·이성이든 어느 쪽에도 친밀감이나 성애를 느끼지 못하는 사람들도 있다. P씨의 남편은 그런 영역에 속한다.

"그렇다고 아예 성행위 자체를 안 하느냐면 그것도 아니에요. 남편은 꾸준히 자위를 하고 저 몰래 유흥업소에 가기도 하더라고요."

이러한 사실을 처음 안 P씨는 화들짝 놀랐다. 그리고 여성으로서 모욕감과 굴욕을 느꼈다고 고백했다. 남편은 왜, 아내는 10년이 넘도록 거들떠보지도 않고 밖으로 나도는 걸까? 그에게 있어 자위나 직업여성은 지속적으로 친밀한 관계를 유지해야 한다는 부담이 없기에 이렇게 쾌락을 충족하는 것이다.

P씨 부부의 섹스리스는 남편의 사회성 결여라는 성격적 문제를 지닌 사례로 다소 심각한 경우에 속한다. **섹스리스 부부들 중에는 P씨 남편만큼 심하지는 않지만 배우자와의 친밀관계를 적절히 지속하지 못하고**

부부 사이에 담을 쌓고 점점 무성애의 경계선까지 추락하는, 성격적으로 취약한 남성이 의외로 많다.

"남자가 다 그렇지 뭘 그렇게 유난을 떨어!"

그들은 자신의 문제를 직시하지 못한다. 남들도 다 그렇게 산다고 말하며 끊임없이 자신의 문제를 부정한다.

하지만 결혼한 무성애자는 비록 의도하지 않았다고 해도 배우자에게 크나큰 고통을 줄 수밖에 없다. 이는 심리적으로 매우 복잡한 양상을 보이는 문제이므로 반드시 전문가와의 상담이 필요하다. 문제의 당사자는 하루 빨리 두려움을 버리고 자신과 배우자를 위해 용기를 내서 문제를 직시해야 한다.

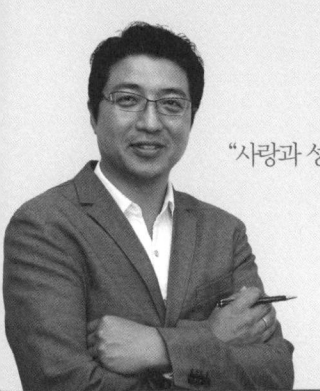 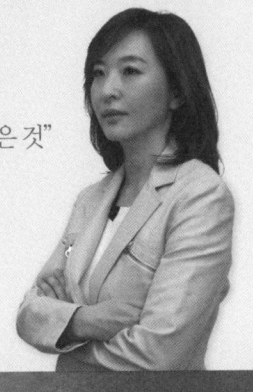

"사랑과 성, 한쪽으로 치우치면 날 수 없는 양쪽 날개 같은 것"
"같지만 서로 다른 남과 여의 비밀"

PART 3

여자만큼 섬세한, 그대 이름은 남자

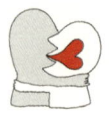

기다려 주지 않는 여자

"빨리 끝내고 내려와요!"

언제부터인지 아내가 유독 드세졌다. 애써 분위기를 잡아 성행위를 시도하면 아내의 표정과 목소리엔 '그나마 받아 주는 걸 다행으로 여기라'는 뜻이 묻어난다. 40대 초반의 남편 C씨는 회사에서 먹는 눈칫밥도 모자라 잠자리에서까지 아내의 눈치를 살피고 있다.

"다른 친구들은 너무 빨리 끝날까 하는 조루 걱정에, 행여 아내가 좀 더 오래 많이 해달라고 원할까 봐 두려워한다는데 저는 완전히 그 반대입니다. 어쨌든 빨리 끝내야 하니까요."

실제로 C씨의 아내는 성생활에 대한 욕구가 없다. 아내에겐 성생활이 재미있지도, 즐겁지도 않기 때문이다. 남자로서의 책임감 때문인지 C씨는 무슨 변명이라도 하듯 말한다.

"제가 그렇게 못하는 것도 아니랍니다. 저는 아내와 알콩달콩 성생활에서 행복을 찾고 싶습니다. 외도를 할 수도 없는 일 아닙니까?"

C씨의 말대로 부부 사이의 성생활이 즐겁고 원만하면 이보다 더 좋은 행복의 지름길은 없다. 한마디로 서로 잘 맞기만 하면 '깨가 쏟아지는 시절'은 꼭 신혼에만 국한된 것은 아니다. 나이가 들수록 적절한 성생활은 두 사람 사이의 행복 촉진제라 하겠다.

"도대체 아내를 위해 뭘 고쳐야 합니까?"

C씨처럼 문제 해결의 의지가 있는 남편이라면 그나마 다행이다. 왜냐하면 우리나라 남성들은 아내가 성생활을 피하면 그저 모든 것을 아내의 문제로 여길 뿐, 부부가 함께 해결해 나가려는 자세를 보이는 경우가 흔치 않기 때문이다.

아내가 즐겁지 않은 이유에는 물론 남편의 잘못이 있을 수 있다. **남편이 너무 자기 위주의 성행위를 하면서 아내의 흥분과 만족엔 관심도 없고 이를 충분히 이끌어내지 못할 때도 그렇고, 조루·발기부전 등의 문제가 있을 때도 그렇다.**

하지만 그 반대로 C씨의 아내처럼 성기피가 여성 자신의 문제인 경우가 더러 있다. 이는 대개 여성이 원래 성욕이 없거나 성행위가 즐겁지 않거나 불편해서 그렇다. 즉, 불감증 때문이다. 또한 성교통이 있거나 분비 장애 등으로 성생활에서 즐거운 느낌보다는 아프거나 불편한 느낌이 많을 때 다시 하기 싫어진다.

더욱 흔한 것은 애초에 성욕 저하증을 겪는 경우이다. 보수적인 성장 배경으로 인해 성에 대해 지나친 억제가 있을 때 그렇다. 아울러 우울증이 있어도 성욕은 떨어진다. 우울증에 동반된 성욕 저하증은 다른 증상에 비해 상당히 오래 지속되는 경향이 있다. 덧붙여 우울증 치료를 위해 항우울제 등을 복용하고 있다면 성욕은 더욱 차단될 수도 있다.

여성의 성기피는 2차적으로 생기기도 한다. 출산에 따른 성기 손상으로 성감이 상실되거나, 아이의 양육에 지쳐서 성생활을 회피하는 것이다. 또 폐경기를 겪으며 성기능이 위축돼 더 이상의 성생활이 고통스럽고 힘들어질 수도 있다.

어떤 식으로든 여성의 성기피는 너무 오래 두면 더욱 치료가 어려워진다. 심신의 근본원인이 고착화되어 아예 심한 성혐오증으로 악화되기 때문이다. 따라서 너무 늦지 않은 시기에 문제의 근본을 개선하는 것이 바람직하다.

아내의 성기피증에 대해 부부가 짚고 넘어가야 할 점은 '분명 무언가 힘든 부분이 있지만 이는 고칠 수 있다'는 사실을 깨닫는 것이다. 현재의 성의학 수준에서 여성의 성기피는 제법 올바른 방향으로 충분히 치료될 수 있다.

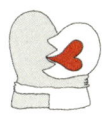

언터처블 아내

"제 아내는 저를 보고 변태랍니다. 저는 두 팔 없이 성행위를 합니다. 두 손 다 놓고 자전거를 타란 얘기죠."

30대 중반의 K씨는 성행위 시에 아내에게 손도 못 댄다. 특히 성기 주변에 손이 가면 아내는 습관적으로 손을 툭 쳐버리고 밀어내니 모멸감마저 느낄 정도다.

"남편 손이 닿는 게 너무 싫어요. 괜히 다칠 것 같고, 나쁜 균에 감염될 것 같고……."

K씨 아내의 표현도 일부 일리는 있다. 더러운 손으로 성기 내·외부를 만지면 위생상 문제가 될 수도 있다. 하지만 항균 물비누 등으로 청결

관리를 한 정도라면 문제가 생기지는 않는다. 성생활에서 성기나 그 주변부에 손을 사용하여 자극을 주는 것은 얼마든지 시도할 수 있다. 비정상적인 것도 아니며 변태도 아니란 얘기다.

흔히 여성의 가장 강력한 성감대인 음핵(클리토리스)의 자극이 그렇다. **전희 또는 삽입 성행위 중 손이나 진동기 등으로 음핵을 자극하는 것은 성적 흥분에 도움이 된다.** 음핵은 남성의 음경과 동등한 해부·생리 구조를 가지는 기관으로 여성의 성흥분 반응에 절대적이다. 아직까지는 음핵 자극이 전희의 일부 정도로 여겨지지만 성의학자들은 성행위의 필수요소로 강조한다.

질 내의 가장 강력한 성감대인 지-스폿(G-spot) 부위도 마찬가지이다. K씨 부부도 이 문제로 갈등이 생겼다. 지-스폿은 질 입구에서 내부로 2~3㎝ 상방 부위에 있는 아주 민감한 성감대이다. 실제 피스톤 운동으로 이 부위가 자극을 받으면 여성은 극도의 흥분을 느끼게 된다. 따라서 삽입 성행위 시 바깥쪽 클리토리스와 내부 지-스폿의 연동 반응에 따라 극치감에 쉽게 도달할 수 있다. 삽입 성행위 이외에도 전희 시나 남편의 사정 이후에도 손을 이용해 지-스폿만 따로 또는 음핵과 지-스폿의 동시 자극으로 여성의 오르가슴을 얼마든지 유도할 수 있다.

덧붙여 삽입 시도 시 여성의 질 입구를 손으로 열어 주는 것도 바람직한 행동이다. 삽입하려 할 때 여성의 소음순이 말려 있는 상태로 억지로 음경을 삽입하면 불쾌감이 생기거나 흥분 반응이 차단될 수 있기 때문이다.

물론 지나치게 여성의 성기에 손을 대는 것은 손상의 위험성도 있다. 간혹 질 내에 손가락을 깊이 넣어 자궁 경부까지 건드리는 남성들이 있는데 이는 나쁜 습관이다. 자궁 경부에 상처를 줄 뿐, 흥분에 아무런 도움이 되지 않는다. 질 내부는 입구 측 3분의 1 이외의 더 깊은 부위엔 아무런 감각이 없기 때문이다.

K씨의 아내처럼 손을 못 대게 하는 여성 중에는 지나친 결벽증이나 성에 대한 억제가 있는 경우가 많다. 그들은 마음껏 자극을 주고받질 못한다. 성적 불안이나 억제는 성 흥분을 차단하고 흥분장애나 불감증의 원인도 된다. 이런 여성들은 성기뿐 아니라 다른 성감대에도 강렬한 자극이 오면 이를 받아들이기보다 밀어내는 경향이 있다. 하지만 자극을 회피하면 오히려 그 자극이 점점 더 어색해질 뿐이다. 지나친 느낌이 어색해서 이를 피하기보다는 반대로 자주 접해서 어색함을 줄이는 것이 좋다.

흔히 성행위라고 하면 성기의 접촉만을 생각하는 경우가 많다. **그러나 손이나 입을 비롯한 우리 몸의 모든 부위가 잘만 활용하면 굿섹스의 도구가 될 수 있다.** 특히 손은 제2의 성기라 할 수 있을 정도로 성적인 만족을 위해 꼭 필요한 도구이다.

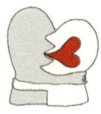

라이크 어 버진?

TV 드라마 〈대장금〉 중에는 성의학자의 눈에 띄는 장면이 있다. 바로 '앵혈'이라는 꾀꼬리 피를 어린 소녀의 팔에 떨어뜨려 묻으면 처녀, 묻지 않으면 처녀가 아니라고 판별하는 궁녀 선발 과정이다. 이는 중세 마녀사냥이 한창 기승을 부릴 때 마녀로 의심받는 여성을 물에 빠뜨려 떠오르면 마녀, 떠오르지 않으면 마녀가 아니라고 했던 마녀 감별법만큼이나 비과학적이다. 그런데 21세기에도 첫 성행위에 출혈이 없다고 처녀가 아니라는 식의 오해로 상처받는 남녀가 있으니 그저 안타까울 뿐이다.

대개 여성이 처녀성에 집착하는 것은 남성의 기대 탓이 크다. 남성이 숫처녀를 선호하는 데는 뿌리 깊은 생물학적 전략이 개입되어 있다. 인간 남성을 비롯한 대부분의 수컷은 자신의 유전자를 더 많은 암컷에 더 효과적으로 퍼뜨리길 원한다. 이 때문에 자신은 여럿 암컷과 관계해 유전자를 뿌리길 원하지만, 자신의 유전자를 받은 상대가 여러 파트너와 성관계를 하는 것은 바라지 않는다.

혼전 순결이나 처녀성을 협박에 가까울 만큼 요구하고 집착하는 남성의 이면에는 여성이 성적으로 능동적이고 적극적으로 변할까 두려워하는 불안도 깔려 있다. 처녀성이나 어린 여성에 집착하는 남성은 다른 남성과의 비교를 두려워하고 열등감이 내재된 경우가 꽤 있다. 반면 처녀막에 대한 부담은 여성에게 성행위에 대한 두려움을 갖게 하고, 심한 경우 삽입 자체가 불가능한 질경련증이나 성흥분이 차단되는 등의 성기능 장애를 초래하기도 한다.

그러나 처녀막은 실제로는 그야말로 별것 아닌, 질과 소음순의 경계선에 위치한 미세 연부조직일 뿐이다. 흔히 처녀막이 질 입구를 '막고 있다'고 여기지만 이런 '막'의 형태는 오히려 기형으로 분류될 만큼 드물다. 대개 중간이 뻥 뚫린, 텅 빈 대나무의 마디처럼 질이라는 통로 중에 약간 볼록하게 튀어나온 형태이다. 이 마디가 두꺼우면 출혈이 있거나 심지어 출혈이 여러 번 반복될 수도 있고, 그 마디가 가늘다면 전혀 출혈이 없을 수도 있다.

또한 첫 시도 시엔 심한 통증 때문에 남녀 모두 깊은 삽입을 주저하다 보니 출혈이 없는 경우도 적지 않다. 꽤나 많은 성행위 후에야 출혈이 되기도 한다. **숫처녀라 해도 첫 성행위에 출혈할 확률은 50% 안팎이며, 운동 등으로 처녀막이 저절로 사라진 경우도 많다.**

두더지도 사람처럼 처녀막이 있다고 한다. 암컷 두더지가 처녀막이 없다고 해서 이를 문제 삼아 두더지 커플 간에 갈등이 있는지는 명확하지 않다. 그저 생물학적으로 땅속에서 대부분의 시간을 보내는 생활습성상 흙이 질 내로 들어가는 것을 막아 주는 역할 정도로 여겨진다. 그런데 신기하게도 두더지는 성관계를 가져도 처녀막이 세 번 정도까지는 재생된다고 한다.

요즘, 사람임에도 불구하고 두더지처럼 처녀막이 다시 재생되는 경우가 있는 모양이다. 결혼을 앞둔 여성이 혼전 성행위로 사라진 처녀막을 인위적으로 만들어 달라는 요청과 그에 부응하는 일부 의사들의 광고가 성행한다. 새로 시작하는 가정의 평화를 위해서라는 속깊은 뜻을 비난할 수는 없으나, 그렇게까지 해야 하는 현실이 좀 처량하고 씁쓸하다. 함께하지 않았던 과거까지 들춰내는 것은 현재의 행복을 외면하는 한심한 일이다. 그보다는 현재 서로가 얼마나 사랑하고 신뢰하는지가 더 중요하다.

처녀막에 대한 부담은 여성에게 성행위에 대한 두려움을 갖게 하고 심한 경우,
삽입 자체가 불가능한 성기능 장애를 초래하기도 한다.

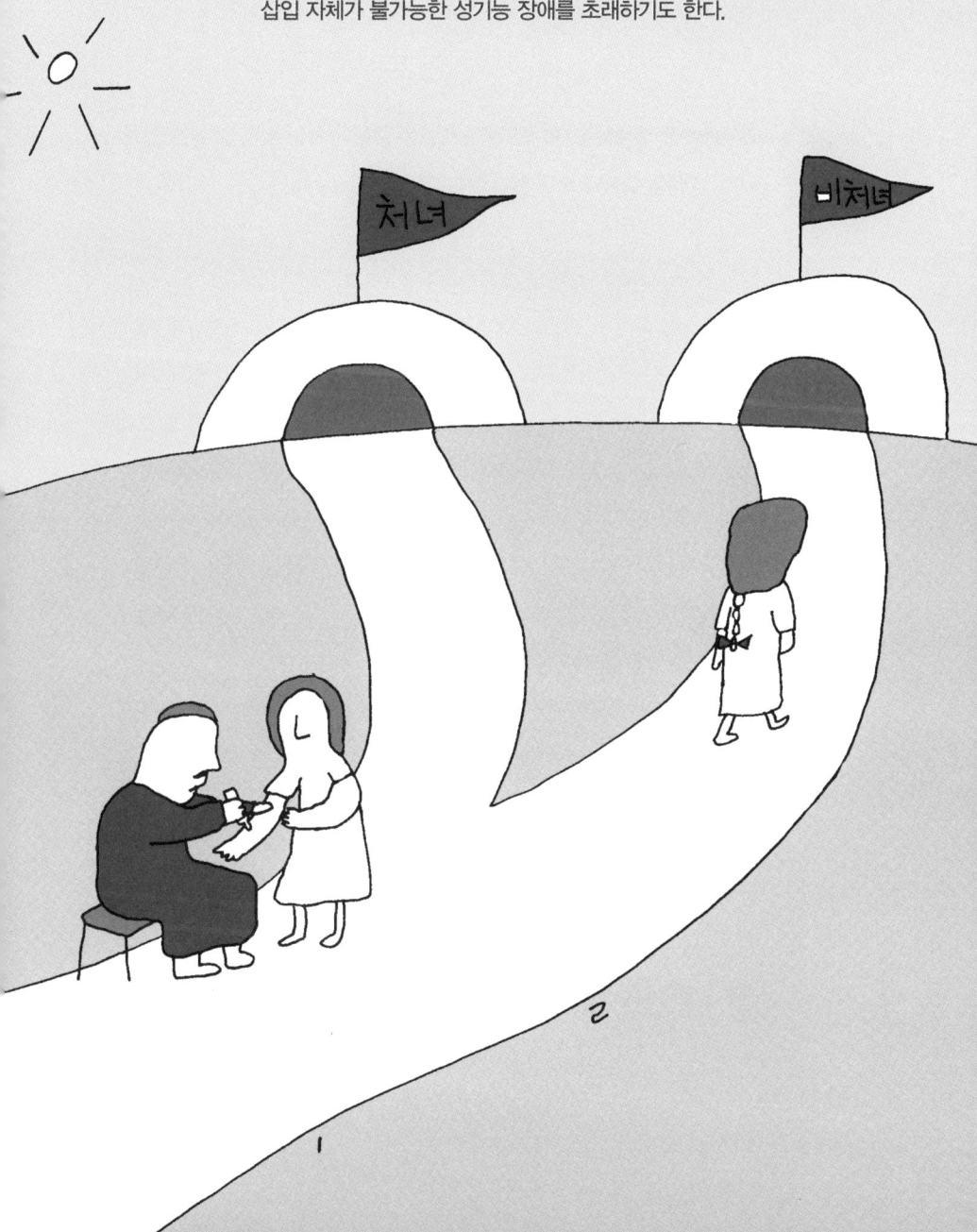

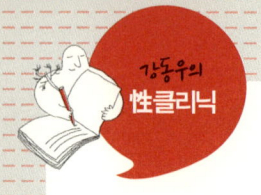

아내를 위한 시간 투자

Q 만족스러운 성생활을 하려면 전희에 공을 들여야 하는 것은 잘 알고 있습니다. 그런데 얼마나 오래 해야 하는 거죠?

A 많은 연구와 보도를 통해서 남성의 전희가 여성의 성만족에 매우 중요한 요소임이 확인됐습니다. 저 또한 여러 매체를 통해서 전희의 중요성을 강조했죠. 그래서 요즘 남성들은 전희의 중요성을 적어도 이론적으로는 알고 있습니다. 하지만 막상 실전에 들어가면 한국 남성들은 전희를 귀찮아합니다. 전희를 중요시하지 않고 삽입 시간이 더 길거나, 성기 사이즈가 크면 여성이 만족할 것이라는 맹신에서 아직도 벗어나지 못하고 있습니다.

반면에 여성들은 충분하지 못한 전희가 성생활의 불만 요인 중 최우선 순위입니다. 남성이 우려하는 성기의 크기나 삽입 시간은 여성의 여러 가지 성적인 불만 요인 가운데 하위 순위에 머물며, 그렇게 중요하지 않습니다.

성트러블로 병원을 찾는 사람들 가운데 상당수가 전희를 전혀 하지 않거나 5분 이내라고 답합니다. 숫자나 성적에 집착하는 한국 남성들에게 그냥 '전희를 좀 더 열심히 하라'는 말은 별 효과가 없어 보입니다. 구체적인 수치를 대면 다소나마 의미를 둘 것 같아 여러 연구 결과를 설명하고자 합니다.

전희는 50년 이전부터 강조되어 왔습니다. 킨제이 박사나 매스터스와 존슨 박사의 연구는 '전희 21분'에 주목했죠. 연구의 내용을 자세히 살펴보면, 여성의 성흥분 반응이 남성의 전희에 큰 영향을 받는데 그 시간상의 경계선이 전희 21분입니다. 즉, 이 시간 범주에서는 여성의 90% 이상이 상당한 성적 흥분 반응을 보인 반면 그 이하 시간에서는 성 반응이 신통치 않았습니다.

또한 삽입 성행위 때 오르가슴을 느끼는 빈도는 남성이 전체의 4분의 3 정도이며 여성들은 이보다 적은 3분의 1 정도입니다. 바꿔서 말하면, 여성의 3분의 2는 삽입 성행위 때 매번 오르가슴을 느끼는 것이 아니라는 뜻입니다. 그런데 앞서 말한 연구 결과를 보면 전희를 충분히 하고 여성이 삽입 성행위를 할 때 오르가슴을 느끼는 빈도는 90%로, 일반적인 여성의 오르가슴 반응 빈도 30%의 세 배나 됩니다. 실로 드라마틱한 차이가 아닐 수 없습니다. 그런데 여성의 만족도 3배 차이를 이끌어내는 전희의 시간이 통계적으로 21분 정도라는 겁니다.

물론 시간만 때운다고 다 되는 것은 아닙니다. 전희는 기본적으로 '온몸이 결국 성감대가 될 수 있다'는 전제하에 상황에 따라 효과적인 부위를, 상대방이 좋아하는 방법으로 해야 합니다. 여기서 중요한 것은 소통입니다. 쑥스러워하지 말고 서로 뭘 좋아하는지 흥분이 잘되는지 직접 물어야 합니다. 이런 연습과 이해하려는 노력을 반복하다 보면 내 배우자에게 적합한 맞춤식 전희법을 터득할 수 있습니다. 전희는 상대방을 위한 희생이 아닙니다. 나 자신이 더 큰 만족으로 보상받게 되는 일종의 투자입니다. 전희는 일방적인 것이 아니라 서로 주고받는 것으로 상대의 흥분과 만족감이 커지면 당사자가 느끼는 성취감과 성흥분, 쾌감의 강도도 자연스레 더 커지게 됩니다. 앞에서 언급한 21분의 의미를 머릿속에 그리며 느긋하게 전희를 이끌어 가면 훌륭한 효과를 볼 수 있을 것입니다.

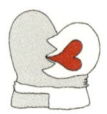

롤러코스터 같은 여자

"도대체 종잡을 수가 없습니다. 어느 장단에 박자를 맞춰야 할지……."

30대 중반의 남편 J씨는 아내의 감정이 어디로 튈지 모르겠다며 혀를 내두른다. 연애 시절부터 결혼 후인 지금까지 그런 파도는 여전하다. 싫어하는 것은 아닌데 유독 성생활에서는 여자의 마음을 헤아리지 못한다며 눈치 없는 남편이라고 핀잔을 받기 일쑤였다.

"어떤 때는 아주 밀어내다가, 어떤 때는 강렬한 게, 또 어떤 때는 섬세한 게 좋답니다. 그 신호를 헤아릴 수가 없어요."

갈대 같은 여자의 마음은 성생활에서도 나타날 수 있다. 이는 배란과 생리로 이어지는 여성의 생리주기에 따른 미묘한 변화에 있다. 즉 성호르몬의 영향에 따른 성욕과 기분의 차이 때문이다. **흔히 여성의 생리를 '매직'에 비유하는데 성의학자의 입장에서 진정한 매직은 배란, 생리로 이어지는 주기에서 나타나는 여성의 성욕 변화이다.**

우선 배란기에는 본능적인 성 충동을 관장하는 테스토스테론의 혈중 레벨이 가장 높은 시기이다. 이때 여성의 성욕은 생식과 관련된 본능적인 충동의 지배를 받는다. 따라서 보다 공격적이고 직접적으로 성 충동을 표현할 수 있다. 파트너를 선택하는 데도 좀 더 건장하고 육체적인 활력이 넘치는 신체적 우성 유전자를 가진 남성에게 더 끌릴 수 있는 것이다.

반면 여성이 또 다른 색깔의 성충동을 느끼는 생리 전후의 시기에는 테스토스테론이 최저점에 이른다. 이에 따라 여성 호르몬 관련 요소들이 더 강하게 작용한다. 이때는 친밀감과 보호받고자 하는 욕구가 더 우선시되고 우울이나 공허감을 정서적으로 섬세하게 채워 줄 수 있는 남성을 선택하는 경향이 있다.

즉, 여성은 배란기에는 강인하면서도 건강한 남성 이미지를 더 선호하고 생리 전후에는 감성적인 로맨티스트에게 더 끌린다고 할 수 있다. 따라서 배란과 생리 주기에 따른 여성의 성욕 변화를 이해하고 시기적절한 남성다움이나 섬세한 로맨티스트의 모습으로 다가간다면 훨씬 더 사랑받고 센스 있는 남편이라 하겠다.

반면에 여성의 성욕이나 감정 변화가 너무 지나친 경우에는 대처가 좀 필요하다. 단순한 생리 전 증후군 이상의 우울증이나 감정 기복이 심하다면 치료를 요한다. 또 생리주기가 불규칙할 경우 여성의 변화는 더욱 종잡을 수 없기도 하다. 반대로 여성 호르몬을 인위적으로 조작하는 경구피임약 등을 사용할 경우, 2006년 필자의 연구 논문에서 밝혔듯 여성의 성욕은 지나치게 낮아지거나 특정 방향으로 치우칠 수 있다.

여성의 성충동이 또 다른 변화를 보이는 시기는 폐경기이다. 이 시기에는 남성 호르몬과 여성 호르몬 모두 생산이 급감하며 두 호르몬의 비율이 예전과 달라진다. 상대적으로 남성 호르몬의 영향력이 더 커지게 되어 폐경기 여성이 좀 더 강하고 주도적인 욕구를 표현하기도 한다.

전반적으로는 성욕에 호르몬이 차지하는 비중이 줄기 때문에 폐경 이후의 여성이 마치 어린 소녀처럼 앳되고 소꿉장난 같은 관계를 원해 남편이 이를 잘 받아 주면 알콩달콩 재미난 노년기를 맞을 수도 있다. 필자는 아주 오래전 의대생 시절 비슷한 경험을 했다. 당시 필자의 부모님은 갱년기를 겪은 후였던 것으로 짐작되는데 그때 부친은 소년 같이 해맑은 미소로 이런 말씀을 했다.

"요즘 말이지. 너희 엄마 얼굴에서 금빛 광채가 나는 것 같아."

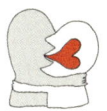

주체할 수 없어요

로마 시대 클라우디스 황제비 메살리나나 프랑스의 마르고 여왕은 역사 속의 유명한 색정광이다. 그들은 주체할 수 없는 성욕으로 수많은 남성과 정사를 나눴다고 한다. 하지만 이와 반대로 본인이 원치 않는데 신체적으로는 강한 성흥분이 일어나 혼란스러운 여성도 있다.

"저는 성에 환장한 여자가 아니거든요."

항변하듯 하소연하는 B씨의 눈가엔 눈물이 가득하다. 그녀는 자신의 문제를 그 어디에서도 제대로 진단받지 못했고, 치료를 받은 적도 없다고 했다. 오히려 자신의 고통을 설명하면 이상한 여자로 취급할 뿐, 누구도 이해하지 못하더라는 것이다.

일반적으로 여성에게 가장 흔한 성기능 장애는 성욕 저하증이다. 즉, 성욕이 없고 별로 성행위를 원치 않는 여성이 많다. 이와는 반대로 B씨는 원치 않는 성흥분이 나타나 주체할 수가 없다. 어느 날부터 생긴 이 기이한 현상은 갑자기 성기와 그 주변부에 견딜 수 없는 흥분 반응이 생기고 이를 해소하지 않으면 안 될 것 같은 절박감에 사로잡힌다. 결국 성행위나 자위로 오르가슴을 겪고 나서야 증상이 좀 완화되지만 이것도 잠시뿐이다. 하루에도 몇 번씩 증상이 나타나서 일상생활을 하기가 힘들 정도다.

B씨가 겪는 문제는 바로 '지속성 성흥분 장애(PSAS)'이다. 원하는 성흥분이라면 모를까, 엉뚱하고 원치 않는 성흥분을 겪어야 하는 것은 당사자로서는 그야말로 곤욕이다. 한마디로 '몸 따로 마음 따로'인 상태다. 별일이라고 호기심으로 보는 사람들도 있겠지만 당사자가 겪는 고통은 성기능 장애 중에서도 제일 심각한 편에 속한다.

흔히 여성의 성욕이 지나치게 과다해진 상태를 '님포매니아(Nymphomania-색정광)'라고 하는데 이는 PSAS와 전혀 다른 얘기다. 님포매니아의 경우 스스로 강한 성욕을 보이며 남성과의 성관계에 집착하는 데 반해, PSAS 환자들은 성적 욕구가 없는 상태에서 성흥분 반응이 반복되는 것이다. PSAS 여성 환자들은 무엇보다 신체 반응을 제어할 수 없고 어쩔 수 없이 성적 자극을 줘서 해소해야 한다는 점에서 엄청난 고통인 것이다.

지속성 성흥분 장애의 원인은 성호르몬의 불균형, 음핵 및 성기로 들

어가는 혈관이나 신경의 기형과 손상, 폐경기를 전후한 신체의 이상변화 등으로 본다. 학계에서는 강박적 불안증이나 경계선 인격 장애의 성적 불안, 조울증의 급성 조증 상태, 다양한 약물의 부작용 때문에도 일어난다고 본다. 이런 지속성 성흥분 장애의 기전을 잘 이해하지 못한 채 성욕을 억제하는 약을 무턱대고 쓰는 것은 참으로 잘못된 일이다. 앞서 언급한 원인을 치료하는 것이 병을 다루는 지름길이라 하겠다.

지속성 성흥분 장애는 삶의 과도기, 즉 성과 관련된 심신의 변화가 일어나는 시기에 특히 잘 나타난다. 이를테면 성경험이 막 시작되거나 앞두고 있는 시기, 출산 직후, 폐경기 등 심신의 급격한 변화를 겪는 시기의 여성에게 흔하다. 어쩌면 인류의 역사에 색정광으로 불렸던 여성들 중 일부는 사실 성욕을 주체할 수 없는 님포매니아가 아니라 지속성 성흥분장애로 어쩔 수 없이 방황했던 불쌍한 여성들이었는지도 모른다. 그들이 지금처럼 성의학이 발달한 시대에 살았다면 역사도, 그들의 삶도, 그들에 대한 평가도 꽤나 달라졌을 것이다.

무엇에 쓰는 물건이고?

Q 아내가 어디선가 바이브레이터를 선물 받아 왔습니다. 바이브레이터를 쓰다 보면 아내가 섹스에 흥미를 잃게 될까봐 걱정입니다. 남편으로서 자존심이 상하기도 하고요.

 많은 남성들이 여성이 바이브레이터를 사용하는 것을 꺼리는 경향이 있습니다. 여성들도 바이브레이터 사용에 부정적인 경우가 많은데 바이브레이터를 사용하면 이에 지나치게 탐닉하게 돼 남성과의 관계에서 만족도가 떨어질까 걱정하기도 합니다. 그런데 바이브레이터에 탐닉하게 되는 여성들을 보면 보통 남성들과의 관계에서 전희가 거의 없거나 시간이 아주 짧고 오르가슴을 느끼기 어려운 경우가 많습니다. 남성들과의 관계에서 만족도가 떨어지는 상태에서는 바이브레이터 사용을 실제 성행위보다 더 선호하게 되는 것이죠.

성적 자극이나 성생활에서 바이브레이터를 사용하는 것은 충분히 있을 수 있는 일입니다. 문제는 왜 여성이 바이브레이터만 선호하고 남편과의 잠자리를 피하는지 그 이유에 있습니다. 그것은 바로 남편이 이전에 전희가 거의 없었던 데 기인합니다.

남성들은 성행위의 핵심은 삽입 이후의 거칠고 강한 피스톤 운동이라 생각하고 이것만 중시하는 경향이 있습니다. 하지만 여성들은 오히려 클리토리스와 같은 성감대에 대한 자극에 더 흥분하고 잘 반응하죠. 여성에게서 클리토리스 자극은 성적흥분이나 오르가슴에 이르는 필수요소라고 할 수 있습니다.

최근 진료실을 찾는 환자들이 클리토리스 오르가슴과 질 오르가슴의 차이에 대해 많이 묻곤 합니다. 인터넷에서 검색해 보니 삽입을 통한 질 오르가슴이 바람직하다고 하는데 어떻게 이를 쉽게 느낄 수 있는지 질문하기도 합니다. 질 오르가슴과 클리토리스 오르가슴은 과거 정신분석학자인 프로이트가 여성의 오르가슴을 분류했던 방법입니다. 그는 클리토리스 오르가슴은 정신적으로 미성숙한 여성에게서 보이는 것이고, 질 오르가슴이 더 성숙하고 바람직한 것이라고 언급했습니다.

그러나 이는 어디까지나 100년 전 과거의 개념으로, 이미 50년 전 성의학자들이 여러 가지 연구를 통해 질 오르가슴과 클리토리스 오르가슴은 그 메커니즘에서 차이가 없다는 것을 확인했습니다. 현재는 프로이트의 질 오르가슴 이론은 확실한 실험이나 근거 없이 오로지 이론에 의해 여성의 성생리를 잘못 이해한 대표적인 경우로 보고 있습니다. 여기에는 남성의 성기만이 여성을 제대로 만족시켜 줄 수 있다는 남성 우월적인 시각이 그 바탕에 깔려 있습니다.

되돌려 말하자면 바이브레이터는 성생활에서 필수 도구는 아닙니다. 그렇다고 무조건 독이 되는 것은 더욱 아닙니다. 여성은 클리토리스에 빠르고 부드러운 진동 자극을 주면 쉽게 흥분합니다. 남성이 이러한 자극을 주는 것도 좋지만 신체의 일부로 빠르고 지속적인 자극을 주는 것은 상당히 힘들고 부담스러운 일이 될 수 있습니다. 그런 면에서 바이브레이터를 여성용 도구라는 생각하기보다는, 사실은 남성이 손쉽게 여성을 흥분시키기 위해서 이용하는 남성의 편의 도구라고 보는 게 옳습니다. 부디 남성들이 괜한 오해로 바이브레이터를 싫어하고 멀리하지 않길 바랍니다. 아내를 그만큼 잘 자극하고 흥분시켜 주면 오히려 두 사람의 성생활에 활력소가 될 수 있으니까요.

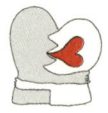

바이가슴(Bi-gasm) 시대

"제 아내가 이상합니다. 어떻게 자기 것을 만질 수가 있죠?"

K씨는 나름 성기능에 자신 있고 아내의 만족을 배려하는 남편이다. 그런데 최근 아내의 행동에 화들짝 놀랐다. 성행위 중 아내가 자신의 클리토리스를 만지는 것이다. 더군다나 성행위 중 남편의 손을 당겨 그곳을 자극하도록 유도하기도 한다. K씨는 아내의 행동에 묘한 자괴감도 들고 두려움도 생겼다.

"제가 뭘 제대로 못해줘 그런 건지, 아니면 아내가 너무 밝히는 것은 아닌지 불안합니다."

K씨가 두려워하는 이유는 여성이 그런 행동을 하는 것을 야한 동영

상에서나 봤기 때문이다. 남성들은 여성이 만족하길 바라고 그 여부를 중시한다. 그러면서 성취감을 느끼지만, 반대로 여성이 지나치게 적극적인 것은 또 부담스럽다. 결론부터 말하자면 이런 여성의 행동은 정상 범주에 속한다.

성반응의 극치감에 해당하는 오르가슴의 개념은 시대에 따라 변화해왔다. 성의학의 태동기인 19세기 후반엔 질 오르가슴과 클리토리스의 자극에 따른 오르가슴은 별개라고 여겼다. 하지만 20세기 중반에 성반응의 생리적 메커니즘이 규명되면서 질 오르가슴만큼 클리토리스 오르가슴이 여성에겐 필수로 강조되었다. **20세기 후반에서 21세기의 초반인 현재까지 성의학이 크게 발전하면서 요즘은 바이가슴(bi-gasm) 개념이 각광받고 있다.**

오르가슴에 대한 성감 초점의 복합성 여부에 따라 유니가슴(uni-gasm:일원성 오르가슴), 바이가슴(이원성 오르가슴)으로 나뉜다. 유니가슴은 가장 강력한 외부 성감대인 클리토리스의 자극이나 질 안의 가장 강력한 성감 부위인 지-스폿(g-spot) 중 어느 한쪽의 단일 자극에 따른 성적 극치감을 말한다. 지-스폿은 질 입구에서 안쪽으로 2~4cm 질의 천장에 있는 아주 민감한 부위로 피스톤 운동에 이 부위가 자극받으면 여성은 극도의 흥분을 느끼게 된다.

반면 바이가슴은 클리토리스와 지-스폿 양쪽이 모두 자극을 받아 성적인 극치감을 느끼는 것으로 강도는 더욱 강하다. 성기능이 건강한 여성에서는 삽입 성행위의 피스톤 운동이 지-스폿을 직접 자극하면서 동시에 그 율동이 클리토리스에도 전해져 흥분도는 증가한다. 그 비밀은 클리토리스의 실체에 있다. 흔히 클리토리스를 질 외부의 조그만 돌기로 여기지만, 이는 밖으로 드러난 머리 부분일 뿐이다. 클리토리스의 실제 몸체는 남성의 음경 같은 해면체로 몸 안에서 둘로 나뉘어 질 양측을 감싼다. 질을 둘러싼 이 몸체가 외부의 소음순과 함께 피스톤 운동의 진동을 클리토리스 머리 부분에 제대로 전달하면 흥분성은 그만큼 커진다. 이를 통해 이뤄지는 바이가슴은 클리토리스와 지-스폿의 건강한 연동현상(synchronization)이라 할 수 있다.

    만약 심신의 기능 저하로 이러한 연동이 불량하면 삽입 성행위에서 여성이 느끼기 힘들 수도 있다. 그 정도가 심하면 오르가슴을 느끼지 못하는 불감증의 한 원인이 되며 치료를 요한다. 이에 반해 불감증 수준은 아니지만, 흥분도의 개선을 원한다면 앞서 언급한 바이가슴을 좀 더 적극적으로 유도하는 것도 좋은 방법이다. 그런 면에서 K씨 아내의 행동은 자연스러운 것이며, 이를 남편이 이해할 필요도 있다. 또한 남편이 삽입 행위 중 클리토리스 자극에 조금 더 신경 써 주면 금상첨화라 하겠다.

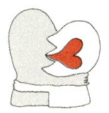

아내는 아바타가 아니다

"제가 아바타입니까? 남편한테 제 몸은 도구일 뿐이에요."

결혼 2년차 남편, S씨는 밤마다 아내를 침대에 눕힌 채 다른 여성과 성행위를 한다. 그것도 세계 각국의 팔등신 미녀와 번갈아 가며 원초적인 성행위에 몰입한다.

자초지종인즉, 남편은 성행위 때마다 노트북 컴퓨터를 켜서 자극적인 섹스 동영상을 봐야 흥분을 하고 성행위가 가능하다는 것이다. 가끔 부부가 재미 삼아 동영상을 본다면 몰라도 매번 그러니 모멸감을 느낀다며 남편을 설득해 봤지만 소용없었다. 되레 '이렇게라도 부부관계를 하는 걸 다행인 줄 알아라' 아니면 '절세미인이 되어 다시 태어나면 노트북을 커지 않겠다'는 식의 면박만 일삼는다고 했다.

"그래도 저는 아내한테 충실하잖습니까. 늘 똑같은 아내와는 흥분이 잘 안되는데 어쩌란 말입니까."

필자를 만난 남편 S씨는 오히려 당당했다. 더군다나 아내의 성흥분에는 관심이 없어서 남편 S씨는 삽입 성행위 전 아무런 전희조차 하지 않는다. 한마디로 귀찮다는 것이다. 단지 자신의 흥분을 위해 노트북을 켜놓고 야한 동영상을 보며 지저분한 상상에 빠질 뿐이다.

남편 S씨는 동영상을 보다가 발기되면 막무가내로 삽입하려 들고, 아내가 주저하면 화부터 낸다. 자신이 발기됐으니 아내도 마찬가지로 동시에 흥분이 돼 있어야 궁합이 맞는 부부란 식이다. 심지어 아내가 분비가 덜 돼 있거나 삽입해서 별 즐거움이 없는 날엔 아내를 구박한다. 아내가 성적으로 건강하지 못한 여성이란 식의 비난만 일삼는다.

하지만 남성이 흥분하면 발기가 되듯이 여성도 흥분해야 성행위에 적절한 분비가 되고, 질 내부 상태는 남성의 음경을 받아들이기에 적절한 상태로 변한다. 여성이 흥분해야 삽입 상태에서 남성도 질 내부의 충만감을 느끼고 즐거움을 찾을 수 있다. **즉, 전희나 성적 자극은 단순히 상대 여성을 위한 서비스가 아니라 남성의 즐거움에 도움이 되는 행동이기도 하다.**

일반적으로 남성이 여성보다 시각 자극에 민감하다. 내가 좋아하는 자극이면 여성도 반드시 좋아할 것으로 여기는 것은 착각이다. 다

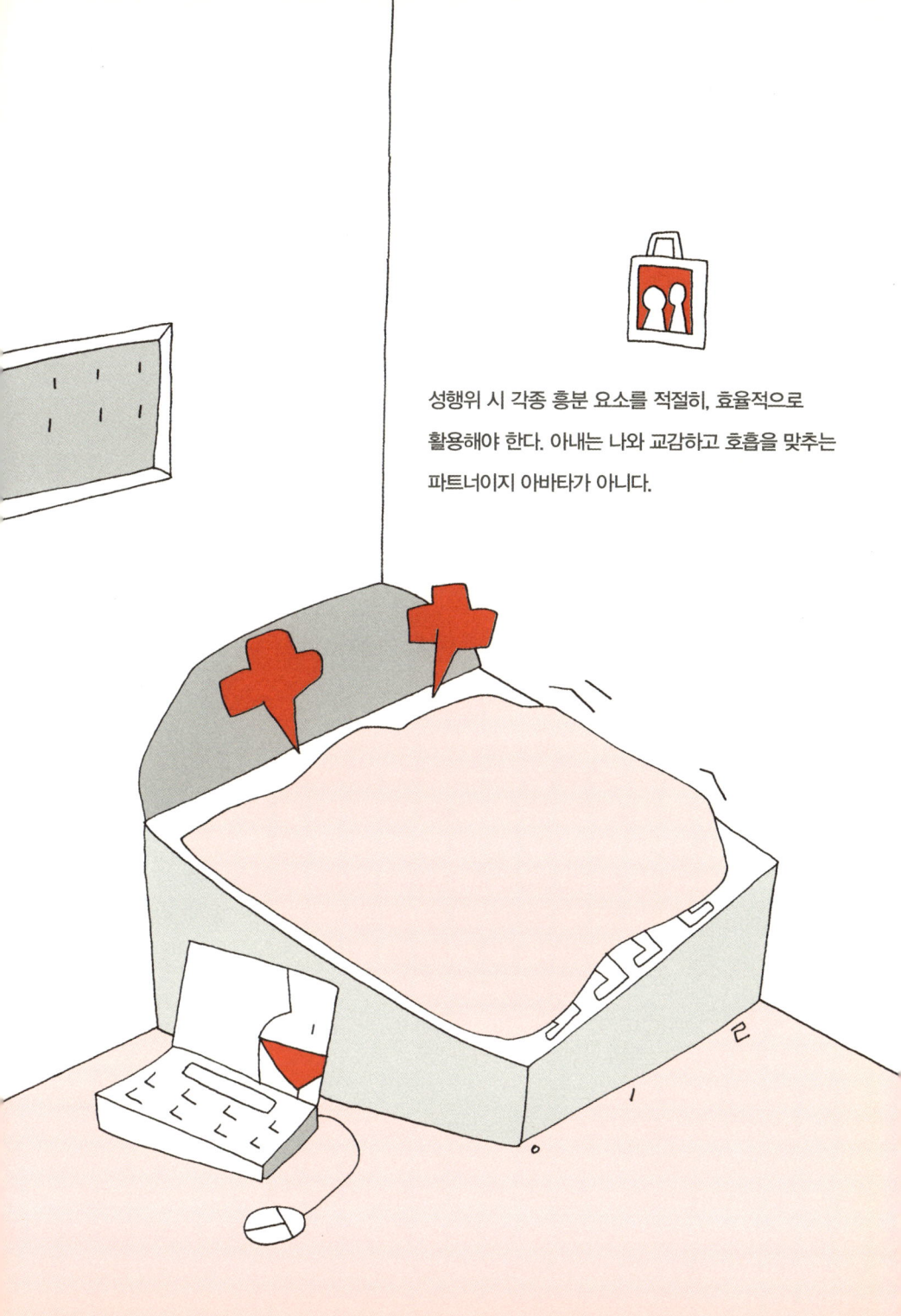

양한 연구에서 남녀가 좋아하는 시각 자극은 상당히 다르다는 것이 밝혀졌다. **흔히 남성들은 직접적인 성행위 장면에 잘 자극받는 반면, 여성은 애정 어린 표현이나 사랑스러운 포옹 등의 장면에 더 흥분한다.** 오히려 지나치게 말초적인 장면에 여성들은 혐오감을 느끼거나 흥분이 떨어질 수 있다.

남편 S씨는 강력한 시각 자극이 없으면 성반응이 나타나지 않는데, 이는 특정 자극이나 상황에서만 성흥분이 나타나는 성기능 장애의 일종으로 치료를 해야 한다. 부부의 성행위에서 흥분 요소는 상대방과의 친밀감, 전희 등 스킨십, 체위 변경, 분위기, 시간과 공간 등의 변경, 성감대의 변화, 자극 방식 등 참으로 다양하다.

이 모든 것을 한 번의 성행위에 다 하란 얘기는 아니다. 각종 흥분 요소를 적절히, 효율적으로 활용하는 것이 바람직하다. 아내는 나와 서로 교감하고 호흡을 맞추는 파트너이지, 내 입맛에 맞게 움직이는 아바타가 아니다.

자랑거리인가, 재앙인가?

얼마 전까지 발기부전으로 고생했던 40대 남성 K씨는 필자의 치료에 호전돼 무척 고무된 상태이다. 최근 그가 진료실을 찾아 반가운(?) 소식이라며 환한 미소로 말문을 열었다.

"요즘 아주 제2의 신혼입니다. 아내도 즐거운지 침대가 흥건히 젖을 정도예요."

그의 자랑에 필자가 시큰둥한 태도를 보이자 눈치 빠른 K씨는 뭐가 잘못됐느냐며 의아해한다.

"강 박사님, 발기도 잘되고 아내도 즐거워하는데 뭔 문제라도……?"

"발기가 좋아진 것은 축하할 일이지만 침대가 흥건히 젖었다는 건 그리 반가운 소식만은 아닙니다."

과거 K씨는 성생활을 술안주로 무용담을 늘어놓던 친구들 앞에서 내심 주눅 들기 일쑤였다. 특히 여성을 만족시켜 이부자리를 흠뻑 적셨다는 친구들의 허세가 제일 부러웠다고 한다. 그런 그가 지금은 침대를 흥건히 적실 정도로 아내를 즐겁게 한다니 얼마나 반가운 일인가. 하지만 여기엔 분명 짚고 넘어가야 할 함정이 있다.

일반적으로 여성이 성적으로 평소보다 더 흥분하면 애액의 분비가 늘어나는 것은 사실이다. 그렇다고 침대를 흥건히 적실 정도는 무협지에나 나올 소리다. 실제 그러하다면 대개는 소변 때문인 경우가 흔하다. 즉, 극도의 성 흥분 상태에서 배뇨근의 제어력을 잃고 자신도 모르게 소변을 쏟는 것이다. 이는 까무러치게 놀란 아이가 소변을 보는 것과 비슷한 이치로 정상적인 현상이다.

하지만 성행위 시 실제 흥분은 별로인데 이불을 흥건히 적실 정도가 반복된다면 이는 뭔가 문제가 있다고 의심해 볼 여지가 있다. 가장 대표적인 경우는 여성에게 질염이나 요실금의 문제가 있을 때다. 질염을 앓고 있다면 성행위 시 애액 등의 분비가 대폭 감소하기도 하지만 반대로 분비물이 지나치게 많아지기도 한다. 이런 비정상적인 분비액에 대해 해당 여성은 묽은 액체가 주르륵 흘러내린다든지, 분비량은 많은데 윤활성이 떨어져 성감은 오히려 처진다고 한다.

또 요실금으로 질 근육의 탄력성이 떨어지면 여성은 특별한 성적 쾌감 없이도 성행위 중 소변을 줄줄 흘리기도 한다. 실제로 K씨의 아내를 진단해 보니 성적 쾌감 때문이 아니라 요실금이 심해 소변이 줄줄 새는 상태였다. 이를 두고 K씨는 지레 행복한 오해를 했던 것이다. 일부 요실금 여성은 성행위 시 소변 문제 외에 질에서 방귀가 나오듯 자꾸 가스가 새는 증상을 호소하기도 한다.

요실금 때문에 소변이 새는 현상이나 질염으로 인한 분비액의 과다 현상은 성적 흥분과 별 관련이 없으며 오히려 시급히 치료해야 할 문제이다. 간혹 일부 여성이 '사정'하는 경우를 두고 성적 극치감에 흥분액을 쏟을 수 있는 것 아니냐고 반문할 수 있다. 하지만 여성의 사정액은 너무나 소량에 불과해 침대를 흥건히 적실 수가 없으니 그런 착각은 자제하기 바란다.

과거 성을 해학적으로 다룬 영화 중엔 남녀의 성흥분에 지진이 일어나고 화산이 터지고 홍수가 나는 등 허황된 과장이 많았다. 하지만 지금은 그런 무용담보다 제대로 된 성 지식이 더 필요한 때다. 침대에서 '홍수'가 난다고 해서 여성을 만족시켰다며 자랑을 늘어놓는 것은 섣부른 초보자이다. 이게 재앙인지 기쁜 일인지 현명하게 구분할 줄 알아야 한다.

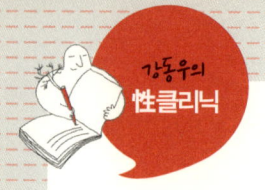

분위기 깨는 불청객

Q 아내는 외모와 어울리지 않게 질 방귀가 심합니다. 이것 때문에 좋았던 분위기도 깨지고 아내도 창피해하는데 좋은 방법 없을까요?

A 여성이 성적으로 흥분하면 자궁이 올라가고 질 내부의 폐쇄된 공간(dead space)이 넓어져서 남성을 받아들이기 적절한 상태가 됩니다. 성행위 시 피스톤 운동으로 이 공간에 공기가 차면 압축되었던 공기는 성행위 후 자연스럽게 서서히 밖으로 배출되죠. 성행위 중 공기 빠지는 소리가 가끔 생긴다면 부부간에 '방귀를 튼다'는 우스갯소리처럼 이 또한 자연스러운 생리 현상쯤으로 웃어 넘겨도 됩니다. 그런데 이런 양상이 심해지고 잦아서 성행위에 방해가 될 정도라면 문제가 있다고 보는 게 옳습니다.

성행위 시 공기가 빠지는 '질 방귀'의 원인으로는 대략 질 근육의 부실, 질염, 윤활제, 질 내부의 이상 구조, 남성 측의 문제, 체위 등이 해당됩니다. 질 근육이 부실하면 근육에 적절한 탄력성이 없어서 공기가 샙니다. 선천적으로 질 근육이 취약한 여성이 그럴 수 있고, 출산으로 질 근육이 손상되면 더욱 그렇습니다. 심한 여성들은 평소에도 질 입구가 열려 있어 문제가 더 커지고 요실금이 동반되기도 하고 남성과의 밀착감이 떨어져 성적 만족도도 저하됩니다. 이 경우 질 근육의 탄력성을 개선하는 근육 강화 치료와 케겔 운동 등을 통해 개선될 수 있습니다.

질염이나 폐경기에 따른 호르몬의 부족으로 질 내 상태가 나빠지면 질 방귀가 심해질 수 있습니다. 특히 질염으로 이상 분비물이 생기면 가스의 생성은 더욱 촉발될 수 있죠. 질 방귀가 소리뿐 아니라 생선 썩는 냄새를 동반한다면 트리코모나스 질염을 의심할 수 있고 이를 치료해야 합니다.

윤활제를 함부로 사용하는 것도 문제입니다. 성행위 시 분비 부족이나 통증이 있다면 이를 고쳐야지, 인위적인 윤활제 사용은 자칫 분비 장애나 성교통을 더 키울 수 있습니다. 더구나 윤활제의 과다 사용은 질퍽한 느낌에 성감도 처지고 질 방귀를 악화시킵니다.

또 다른 이유는 질 내에 공간적인 문제가 있는 경우입니다. 질 내부에 이상 종양, 자궁근종, 자궁이 뒤쪽으로 기울어진 자궁 후굴 등이 있으면 여성의 성기 내부 구조가 뒤틀리면서 질 방귀가 생기기도 합니다. 대장에 게실·용종·종양이 있을 때 방귀가 늘어나는 것과 같은 이치입니다.

반대로 여성이 아니라 상대 남성이 원인인 경우도 있습니다. 남성 중 일부는 성행위 시 어떻게든 깊고 강하게 삽입해야 여성이 흥분하고 좋아한다고 착각합니다. 과격한 성행위는 당연히 가스 축적이 많기 때문에 해당 증상이 일어날 수 있으므로 남성들의 잘못된 삽입 습관은 바꿀 필요가 있습니다.

다만, 후배위나 깊은 삽입 시에만 소리가 가끔 나는 정도는 정상입니다. 또 여성의 다리를 너무 높이 올린 체위나 여성 스스로 질을 조인다며 아랫배에 힘을 주면 복압 상승으로 질 방귀는 정상적으로도 일어납니다. 하지만 질 방귀가 너무 잦거나 통증·악취가 동반되거나 성 만족도가 떨어진다면 성의학 전문가의 진단을 받는 것이 옳습니다.

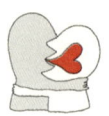

색깔에 집착하는 남편

　매우 정숙하고 다소곳한 20대 후반 여성 S씨는 필자가 만난 여성 환자 중 가장 눈물을 많이 흘린 사람이다. 그는 진료실에 앉자마자 하염없이 눈물만 흘렸다. 그를 달래서 들은 신혼 몇 개월은 그야말로 비극이었다.

　"남편은 저를 믿지 못하겠답니다. 첫날밤에 다짜고짜 성기를 보여 달라며 불을 켜고 보고서는……."

　자초지종인즉, 아내의 성기를 본 남편은 왜 과거를 속였느냐며 몰아세웠다. 어디서 들었는지 경험 많은 여성은 소음순의 색깔이 검다며 아내의 순결과 과거를 의심하고 집착했다. 게다가 성행위 시 남편은 발기력을 잃는 경우가 많았다. 남편은 그럴 때마다 불결한 여성에게 흥분이 되겠느냐며 아내를 몰아세웠다. 점점 성행위를 피하기만 하는 남편에 고민하던 S씨는 결국 수술로 소음순 일부를 잘라냈다.

"없애버린다고 너의 과거가 지워지진 않아!"

S씨의 남편은 필자와 함께 만난 자리에서도 아내에게 역정 내기 바빴다. 오랜 설득 끝에 남편을 진단하고 치료한 결과, 그는 의심 많고 보수적이며 성경험이 없는, 발기부전 환자였다. 신혼 첫날밤부터 발기가 제대로 안될 것을 염려한 남편은 자신도 모르게 아내의 소음순 색깔을 운운하며 모든 문제를 아내에게 투사하며 구실을 찾았던 것이다.

가끔 필자는 S씨와 같이 성기의 색깔로 고민하는 여성들의 하소연을 듣는다. 여성의 소음순이나 성기의 색깔은 인종에 따라 다르고 개인마다 차이가 난다. 피부색을 정하는 멜라닌 세포가 많으면 성기의 색깔도 상대적으로 검다. 특히 말단 부위나 호르몬에 영향을 많이 받는 유두나 성기 주변부는 더욱 그러하다. 성 행위를 많이 했다고 무조건 더 검은 것은 아니다.

미용상 보기 좋으라고, 또 성적으로 더 건강해진다며 소음순 절제를 권하는 경우도 있다는데 소음순을 자른다고 성기능이 좋아진다는 의학 보고는 어디에도 없다. 소음순을 관찰해 보면 누구나 알 수 있지만, 소음순의 끝은 클리토리스와 연결되어 성행위 시 피스톤 운동의 리듬을 클리토리스로 전달하는 중요한 역할을 한다. 즉 성감에 있어 질 내부 감각과 함께 여성의 성흥분을 유도하는 소중한 감각기관이 소음순이다. 아주 드물게 소음순이 지나치게 비대해서 몹시 불편한 경우에 한해 소음순을 일부 잘라낼 수도 있지만 이도 아주 신중해야 할 일이다.

미국 연수 시절 필자는 스승과 함께 1,000여 명이 넘는 여러 인종의 여성 환자들을 관찰했다. 그중 필자가 만난 백인 여성 중에는 50~60대 이상도 꽤 있었는데, 그들은 여전히 소음순이 핑크색이다. 물론 그들은 결혼과 출산도 했고 수많은 성경험이 있는데 말이다.

소음순은 없애야 하는 것이 아니라 성감에 아주 중요한 조직이라는 사실은 위에서 밝혔다. **그런데 여성이 폐경기가 되면 호르몬의 감퇴로 질과 소음순은 위축되고 성기능도 떨어진다.** S씨는 엉뚱한 오해에 소음순을 잘라 폐경기 여성의 크기와 모양으로 만든 셈이다. 성적으로 왕성한 젊은 여성에게 필수적인 건강하고 통통한 소음순을 돈까지 들여가며 폐경기의 위축된 소음순 모양으로 만드는 일이 가끔 벌어지는 모양인데 참 알다가도 모를 일이다.

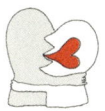

남과 여, 뿌리는 같다

　10여 년 전 액션 영화 〈트루 라이즈〉에서 아놀드 슈왈제네거의 철부지 아내로 열연했던 '제이미 리 커티스'는 명배우 토니 커티스와 재닛 리의 딸이자 중성적 이미지가 강한 여배우이다. 대부분의 영화 팬이나 미국인이 제이미를 여성으로 알고 있지만 사실 그는 유전자상 엄연한 남성이다.

　그는 출생과 성장기에 여성적 신체 특징, 특히 성기의 여성형 모양새 때문에 여자아이로 컸다. 그러나 중성적 이미지와 남녀 성별 구분이 모호한 그의 신체적 특징 때문에 정밀검사를 받게 됐고 유전자가 XY인 남성임이 의학적으로 판명됐다.

이를 학문적으로 반음양자(半陰陽子·hermaphrodite)라고 부른다. 유전적으로 XY염색체의 남성이지만 태생기에 성호르몬의 이상으로 남성적 발달이 미약해 마치 여성 같은 신체 구조를 갖게 된 선천성 발달장애이다. 이와 반대로 유전적으론 XX의 여성인데 남성의 신체 구조를 갖는 경우도 마찬가지이다.

성의학의 관점에서 제이미의 경우는 남자와 여자의 근본이 같다는 점을 증명하는 좋은 사례. 실제로 임신 초기에 남녀 태아의 성기 구조는 구분되지 않는다. 그래서 이 시기엔 초음파를 통해 보더라도 성기 모양으로는 남녀를 구분할 수 없다. 이 같은 원시 구조로부터 발달된 형태가 바로 남성은 귀두, 여성은 음핵(클리토리스)이다. 즉, 남녀의 근본은 같은 것이다.

과거에 비해 여성의 제1 성감대가 음핵이란 사실을 알고 있는 사람들이 많아졌다. 하지만 많은 남성이 자신의 최고 성감대가 귀두라는 점을 인식하고 있고, 당연히 귀두에 자극받길 원하면서도 여성의 음핵 자극엔 무관심하다. 귀두나 음핵의 뿌리가 같기에 성생활에서 그만큼 자극이 필요한 데도 이기적인 남성들은 서비스 받기에만 급급한 것이다. 여성들도 남성이 원하는 귀두 자극은 마다 않으면서 자신은 음핵 자극을 받거나 이를 요구하는 것을 부끄러워하는 경우가 많다.

남성의 귀두 마찰 자극이 성흥분의 필수요소이듯, 여성의 음핵 자극도 만족스러운 성관계를 위해 꼭 필요하다. 불감증 여성의 치료에 진동기 등을 이용해 음핵 자극을 유도하고 그 배우자에게 음핵 자극을 시키고 가르치는 것도 그만큼 음핵이 여성의 성흥분에 중요하기 때문이다.

근원이 같은 남녀의 성기 자극에서 차이점은 다른 데 있다. 그것은 바로 자극의 강도와 방식이다. 남성은 귀두에 직접 강한 자극을 해줘야 쉽게 흥분한다. **반면 여성은 음핵 자극에 있어 섬세함과 강도의 단계별 접근이 필요하다.** 예를 들어 처음엔 가볍게 음핵을 포함한 성기 전체를 손으로 덮는 정도의 자극으로 시작해 가볍게 전체를 쓰다듬다가 초기의 흥분이 어느 정도 궤도에 올라가면 음핵을 좌우나 상하로 흔들거나 회전하는 식의 집중적인 자극 방식이 바람직하다.

그런데 이런 자극의 단계를 무시한 채 무조건 강하고 거칠게 자극하기만 하면 여성은 성적 흥분보다 불쾌감만 커진다. 음핵은 성반응에 가장 중요한 스위치이다. 원하는 TV 방송을 보려면 먼저 전원 스위치를 켜야지, 채널 스위치만 눌러 봤자 TV 화면은 켜지지 않는 것처럼 말이다.

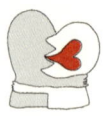

명필이 붓을 탓하랴

"꽉 조이는 느낌이 없다면서 남편이 저를 원망해요."

30대 여성 K씨는 자포자기의 심정으로 필자의 진료실을 찾아왔다. 남편 이야기를 털어놓던 K씨는 끝내 눈물을 보였다.

"당신, 결혼 전에 경험이 많았던 거 아냐? 그게 아니면 성감이 왜 이래?"

그녀의 남편은 아내의 자존심이 상하든 말든 무례한 말을 거침없이 내뱉었고, K씨는 그런 남편 때문에 크게 상처받은 듯했다.

"남편은 모든 잠자리 문제가 제 탓이라고 몰아세우는데 저는 억울합니다."

물론 여성의 성기능 장애 때문에 남편이 성행위 때 좋은 느낌을 못 받는 경우도 있다. 하지만 정상적인 여성이라도 제대로 흥분이 안된 상태에서 성행위를 하면, 당사자인 여성도 상대인 남성도 즐거움을 느끼기 어렵다.

일부 남성은 성행위 때의 허술한 느낌을 받으면 무조건 여성을 몰아세우는 몰지각한 행동을 한다. 여성이 성경험이 많아 성기가 크고 질이 헐렁해서 그렇다는, 수준 이하의 오해를 한다. 조금이라도 성의학 지식을 알고 있다면 이런 오해를 하지 않을 텐데 말이다.

왜냐하면 여성의 질은 근육으로 둘러싸인 기능성 공간으로 크기라는 개념이 애초에 없기 때문이다. 쉬운 예를 들어 보자. 우리 몸에는 여성의 질처럼 괄약근으로 둘러싸인 기관이 하나 더 있다. 바로 항문이다. 대변을 많이 본다고 해서 항문이 늘어나는가.

그리고 남자든 여자든 충분한 자극과 흥분이 있어야 적절한 신체반응이 나타난다. 남성은 흥분하면 혈류량이 증가하여 발기된다. 충분히 흥분되지 않으면 남성의 성기가 물렁물렁해서 이 상태로는 적절한 충만감을 느낄 수 없다. 남성이 얼마나 단단하게 발기했는지가 남녀 성기가 서로 밀착되는 정도와 성감을 상승시키는 한 축인 것은 당연하다.

또 다른 축은 남성의 발기에 견줄 만한 여성의 신체 반응이다. 전희(前戲)로 여성이 흥분하면 질 근육은 평소보다 훨씬 탄력성을 갖게 되어 상대 남성이 느끼는 성감도 증가한다. 또 남성이 발기할 때처럼, 여성도 흥분하면 혈류량이 증가해 몸속의 질을 둘러싼 '전정'이라는 혈관 주머니가 에어백처럼 부풀어 올라 남성의 성기를 말착하여 감싸게 된다.

여성의 질을 둘러싼 혈관 주머니는 마치 혈압을 잴 때 팔을 감싸는 공기 주머니와 같다. 부풀어 올라야 공기 주머니가 팔에 밀착되듯, 여성이 흥분해야 혈관 주머니가 팽창해 남성의 성기와 밀착할 수 있다.

결론적으로 성행위 때의 '꽉 차고 조이는 느낌'은 질 근육의 탄력성, 질 주위 혈관 주머니의 충분한 팽만, 그리고 남성의 적절한 발기가 있어야 극대화된다는 얘기다.

일부에서는 꽉 조이는 느낌을 만들어 준다며 여성의 성기 크기를 줄이거나, 성기 속에 지방이나 심지어 구슬 같은 것을 집어넣는 시술을 하기도 한다. 그런데 이러한 시술 방식은 모두 성반응의 기본 이치와는 거리가 멀다. 부부의 불감증을 해소할 치료법인양 알려진 시술들은 성기능 장애를 다룬 의학 교과서에도 없고, 명망 있는 성의학회에서 공인된 바도 없다. 효능이 입증되지도 않은 수술을 받다가 성기에 무리가 갈 수도 있으니 주의해야 한다.

만약 신체적으로는 아무런 문제가 없는데도 성행위 때 밀착감을 못 느낀다면, 이는 남녀가 서로 제대로 된 성적 자극을 주지 못해 신체의 흥분 반응이 나타나지 않아 그런 것이다. 따라서 전희를 통해 상대를 흥분시키는 것이 바로 나 자신의 성적 쾌감과 만족도를 올리고 상대에게도 즐거움을 줄 수 있는 지름길이라는 것을 알아야 한다.

물론 여성의 성기능 장애 때문에 남편이 성행위 때 좋은 느낌을 못 받는 경우도 있다. 하지만 정상적인 여성이라도 제대로 흥분이 안된 상태에서 성행위를 하면, 당사자인 여성도 상대인 남성도 즐거움을 느끼기 어렵다.

일부 남성은 성행위 때의 허술한 느낌을 받으면 무조건 여성을 몰아세우는 몰지각한 행동을 한다. 여성이 성경험이 많아 성기가 크고 질이 헐렁해서 그렇다는, 수준 이하의 오해를 한다. 조금이라도 성의학 지식을 알고 있다면 이런 오해를 하지 않을 텐데 말이다.

왜냐하면 여성의 질은 근육으로 둘러싸인 기능성 공간으로 크기라는 개념이 애초에 없기 때문이다. 쉬운 예를 들어 보자. 우리 몸에는 여성의 질처럼 괄약근으로 둘러싸인 기관이 하나 더 있다. 바로 항문이다. 대변을 많이 본다고 해서 항문이 늘어나는가.

그리고 남자든 여자든 충분한 자극과 흥분이 있어야 적절한 신체 반응이 나타난다. 남성은 흥분하면 혈류량이 증가하여 발기된다. 충분히 흥분되지 않으면 남성의 성기가 물렁물렁해서 이 상태로는 적절한 충만감을 느낄 수 없다. 남성이 얼마나 단단하게 발기했는지가 남녀 성기가 서로 밀착되는 정도와 성감을 상승시키는 한 축인 것은 당연하다.

또 다른 축은 남성의 발기에 견줄 만한 여성의 신체 반응이다. 전희(前戱)로 여성이 흥분하면 질 근육은 평소보다 훨씬 탄력성을 갖게 되어 상대 남성이 느끼는 성감도 증가한다. 또 남성이 발기할 때처럼, 여성도 흥분하면 혈류량이 증가해 몸속의 질을 둘러싼 '전정'이라는 혈관 주머니가 에어백처럼 부풀어 올라 남성의 성기를 밀착하여 감싸게 된다.

여성의 질을 둘러싼 혈관 주머니는 마치 혈압을 잴 때 팔을 감싸는 공기 주머니와 같다. 부풀어 올라야 공기 주머니가 팔에 밀착되듯, 여성이 흥분해야 혈관 주머니가 팽창해 남성의 성기와 밀착할 수 있다.

결론적으로 성행위 때의 '꽉 차고 조이는 느낌'은 질 근육의 탄력성, 질 주위 혈관 주머니의 충분한 팽만, 그리고 남성의 적절한 발기가 있어야 극대화된다는 얘기다.

일부에서는 꽉 조이는 느낌을 만들어 준다며 여성의 성기 크기를 줄이거나, 성기 속에 지방이나 심지어 구슬 같은 것을 집어넣는 시술을 하기도 한다. 그런데 이러한 시술 방식은 모두 성반응의 기본 이치와는 거리가 멀다. 부부의 불감증을 해소할 치료법인양 알려진 시술들은 성기능 장애를 다룬 의학 교과서에도 없고, 명망 있는 성의학회에서 공인된 바도 없다. 효능이 입증되지도 않은 수술을 받다가 성기에 무리가 갈 수도 있으니 주의해야 한다.

만약 신체적으로는 아무런 문제가 없는데도 성행위 때 밀착감을 못 느낀다면, 이는 남녀가 서로 제대로 된 성적 자극을 주지 못해 신체의 흥분 반응이 나타나지 않아 그런 것이다. 따라서 전희를 통해 상대를 흥분시키는 것이 바로 나 자신의 성적 쾌감과 만족도를 올리고 상대에게도 즐거움을 줄 수 있는 지름길이라는 것을 알아야 한다.

귀찮으니 목석처럼 누워서 네가 알아서 나를 자극해 보라는 태도는 곤란하다. 예전보다 성반응이 부족하다면 다양한 방법으로 서로의 흥분을 유도하는 노력이 필요하다. 지금까지의 부부생활에서 유지하던 습관을 버리고 새로운 시도를 해 봐야 한다.

부부생활을 나룻배에 비유해서 생각해 보자. 어느 한쪽만 노를 저으면 나룻배는 그 자리에서 맴돌 뿐, 앞으로 나아가기 힘들다.

"어기야 디어차, 어야디야!"

뱃사공들이 노를 저을 때도 이렇게 서로 박자를 맞춘다. 부부생활을 할 때도 서로 합심해서 리듬을 맞춰야 한다.

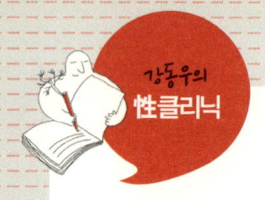

소중한 꽃잎

Q 제 아내는 성기 모양에 콤플렉스가 있습니다. 제가 봤을 때는 아무 이상이 없는데 수술을 해서라도 모양을 바꾸고 싶다고 하네요. 아내 말로는 수술하는 여성들이 많다는데 안전한가요?

A 성 클리닉을 방문하는 여성들은 남성 못지않게 성기 모양에 민감합니다. 흔한 질문 중 하나가 자신의 성기가 정상적으로 생겼냐는 것이죠. 과거엔 대부분 불을 끈 채 성행위를 했으므로 성기의 모양이 큰 문제가 되지 않았으나 최근엔 조명을 켠 상태에서 성행위를 하거나, 오럴 섹스를 즐기는 경우가 늘어 자연스레 성기의 모양에 대한 관심도 늘었습니다.

여성이 자신의 성기가 흉측하다고 여기는 가장 큰 이유는 소음순 때문입니다. 소음순은 평상시 여성의 성기를 감싸듯 닫혀 있어 이물질 유입과 질의 건조를 막는 역할을 합니다. 발달학적으로 소음순은 남성 음경의 피부(포피)에 해당되며 신경분포가 음핵 다음으로 민감한 곳입니다. 소음순은 해부학적으로 음핵과 질을 연결하는데, 삽입 성교를 할 시에 운동자극을 음핵으로 전하는 훌륭한 가교입니다.

이렇게 중요한 소음순의 기능을 잊은 채 외형적으로 너무 크거나 늘어지고 좌우 크기가 다르다고 고민하는데 성행위 시 소음순이 음경을 따라 질로 말려들어갈 만큼 심각한 경우는 극히 드뭅니다. 소음순의 좌우 비대칭은 여성의 유방이 왼쪽이 더 발달해 있고 남성의 고환이 왼쪽이 주로 처져 있는 것과 마찬가지로 지극히 정상적인 현상입니다.

소음순에 대한 혐오감과 수치심은 때때로 성기피증으로까지 발전합니다. 성치료를 받을 때 정상 여성들의 각양각색 소음순 사진과 자신의 것을 손거울로 비교시키는데 그러면 대부분 자신의 것이 정상임을 깨닫게 됩니다. 소음순과 관련해 치료가 필요한 경우는 소음순에 망울이 잡히거나 지나치게 소음순이 길거나 통증이 심한 때가 전부입니다.

남성의 포경수술이 이미 득보다 실이 많은 것으로 밝혀졌듯, 소음순의 적절한 비대칭 문제에 칼을 대는 것은 신경 손실과 성감 감소 등의 이유로 바람직하지 않습니다. 하지만 극복할 수 없는 수치심이나 통증이 심하다면 소음순 부분 절제술을 시도할 수 있으나 면밀한 진단과 주의를 요합니다.

미국의 성 클리닉에는 아프리카로부터 입양된 여성 환자가 가끔 찾아옵니다. 그들은 어린 시절 할례의식으로 음핵과 소음순이 잘려나가고 질의 입구만 덩그러니 남아 있어 정신적 콤플렉스가 몹시 심합니다. 이 때문에 성기능 장애가 초래되는 경우가 많은데, 이미 해부학적 정상구조가 사라진 상태라 치료가 무척 어렵습니다. 그래서 이런 할례의식을 피해 망명했던 '카신다'라는 여성이 화제가 됐고 세계보건기구(WHO) 등 국제사회는 이를 심각한 박해로 규정, 중단토록 하고 있습니다. 이 대목에서 여성들이 반드시 기억해야 할 사실이 있습니다. 성의학에서 소음순은 못생긴 '흉물'이 아니라 아름답고 소중한 꽃잎입니다.

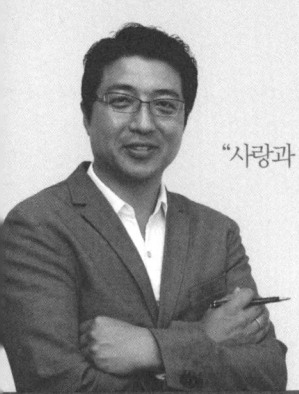 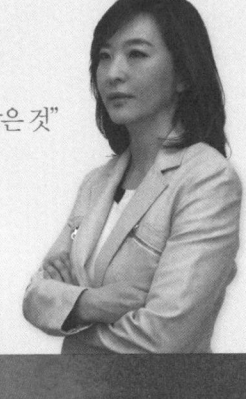

"사랑과 성, 한쪽으로 치우치면 날 수 없는 양쪽 날개 같은 것"
"같지만 서로 다른 남과 여의 비밀"

PART 4

언제나 사랑받고 싶은 그녀

그녀의 우울

 30대 주부 J씨는 요즘 들어 부쩍 남편이 꼴도 보기 싫다. 곁에 오는 것도 영 달갑지가 않고 밤늦게 친한 척하면 부담 백배다. 남편 숨소리도 듣기 싫다던 친구의 말이 이제 가슴에 팍팍 와 닿는다. 저녁 약속으로 늦게 귀가한다는 남편의 전화가 그렇게 반가울 수가 없다. 새벽에는 잠이 안 와서 힘들어 죽겠는데 옆에서 코를 골며 자는 남편이 원망스럽다. 괜히 예전에 차버린 남자들이 그립고 지나간 일이 모두 후회된다.
 '알파맘'이 되겠다며 열성을 보였던 육아도 흥미가 떨어졌다. 평범한 주부로 아이를 키우는 현실이 서글프기 그지없다. 급기야 J씨는 잃어버린 나를 찾기 위해 일을 하러 나섰고, 밤늦게 만취 상태로 귀가하는 일도 잦아졌다.

J씨의 남편은 느닷없는 아내의 일탈에 당황했다. 순종적이고 가정에 충실했던 예전의 아내 모습을 찾을 수 없다. 아내는 만사를 귀찮아하고 밥도 제대로 안 먹고 밤엔 깊이 못 자고 컴퓨터 앞에서 시간을 때울 뿐, 애들 뒷바라지엔 관심도 없다. 일 때문이라며 남자들을 만나는데 뭐라고 다그치기도 어렵다. 괜히 한마디 했다간 '의처증 남편'이라며 쏘아대고 성생활은 극구 피하기만 하니 답답하다.

J씨는 우울증이다. **흔히 우울증이라면 불면증이나 의욕 상실, 공허감, 자살 등을 떠올리지만 J씨와 같은 성욕 저하와 성기피증이 초기 증상으로 아주 흔하다.** 우울증은 또 배우자에게 괜히 짜증을 많이 부리고 부부 사이에 회의감을 자주 표현하는 식으로도 나타난다. 게다가 지금이라도 진정한 사랑을 찾겠노라며 밖으로 전전하는 경우도 있는데, 배우자보다 밖에서 만나는 이성에게 쉽게 성적 흥분을 느낀다.

우울증에 따른 일탈은 걷잡을 수 없어서 불화와 이혼으로 치닫기도 하지만 당사자들은 이게 우울증 때문인지 잘 모르는 경우가 많다. 이런 양상은 남성도 마찬가지이다. 특히 40대 중후반에 흔히 찾아오는 남성 호르몬 저하로 인한 남성 갱년기에 우울증이 겹치면 쉽게 외도에 빠지고 만다.

이처럼 성욕 저하와 성기피, 부부 갈등 등이 우울증으로 인한 것일 때는 그 뿌리인 우울증을 치료받아야 한다. **우울증은 약물이나 심리**

치료를 잘 받으면 효과가 제법 좋은 질환으로, 인내심을 갖고 일정 기간 꾸준히 치료받는 것이 중요하다.

주의해야 할 점은 우울증 치료제 중에는 성기능에 악영향을 미치는 약도 일부 있다는 사실이다. 이런 부작용은 성욕을 더욱 저하시키거나 여성의 분비 장애, 오르가슴 장애, 남성의 발기 부전, 사정 장애 등을 유발할 수 있다. 이런 경우 무턱대고 우울증 약 복용을 중단할 것이 아니라, 성기능 저하의 부작용이 적거나 성기능을 개선하는 효과도 있는 약으로 바꾸는 것이 옳다. 특히 우울증에 성문제로 부부 갈등이 심한 환자는 약물 선택에 더욱 신중을 기해야 하며 우울증 치료와 성 치료가 동시에 가능한 전문가의 도움이 필요하다.

만약, 예전엔 괜찮았는데 배우자의 성욕 저하나 성기피가 갑자기 쓰나미처럼 몰아쳐 오고 남편 혹은 아내가 이유 없이 방황한다면 우울증에 따른 성문제가 아닌지 살펴보길 바란다.

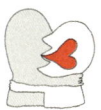

악처만도 못한 아내

크산티페는 철학자 소크라테스의 아내이다. 그녀는 2,000여 년 전의 사람이지만 요즘도 자주 회자된다. 소크라테스처럼 학문이 뛰어나서가 아니다. 그녀의 이름 앞에 '세계 3대 악처'라는 수식어가 따라붙기 때문이다. 필자는 가끔 진료실에서 그 옛날 크산티페가 환생한 것 같은 아내들을 만나는데, 안타까움을 금할 수 없다.

"제 아내는 너무 거칠어요. 아내가 무섭습니다."

결혼 2년차 J씨는 완전히 주눅 들어 있었다. J씨의 아내는 너무 강하다. 연애 시절엔 J씨 자신이 여리니 강하고 직설적인 아내에게 매력을 느꼈고 자신의 단점이 보완될 것 같았다.

그런데 신혼 초에 회사 일로 파김치가 됐던 어느 날, 아내의 요구로 성관계를 하다가 발기력을 잃은 적이 있다. 아내는 남편이 바람을 피워서 그렇다며 몰아세웠다. 그때부터 아내는 아예 달력에 성행위한 날을 표시한다. 남들은 일주일에 두 번 한다는데 왜 우리는 한 번이냐며 횟수가 줄 때마다 욕설을 퍼붓는다. 성행위 없이 2주를 넘기면 귀가 시 속옷까지 확인한다. 남편이 항의하자 심지어 남편의 머리카락을 쥐어뜯기도 했다.

더구나 J씨는 매달 한 번씩 지옥 같은 날을 치른다. 바로 아내의 배란일이다. 남편을 그렇게 미워하면서도 아내는 임신을 고집한다. 애가 없으니 남들이 자신을 무시한다는 것이다. 하지만 분노와 의무감에 휩싸인 J씨의 발기력은 더욱 떨어졌다. 갈등 상태에서 2세를 갖느니 차라리 성행위에 실패해 아내에게 욕먹는 게 낫다는 마음까지 생겼다.

J씨로부터 들은 아내의 성장 배경은 참으로 불행했다. 심한 애정 결핍과 부친의 잦은 외도로 불안했던 가정환경이 피해의식과 감정기복을 만든 듯했다. J씨를 몇 차례 진료한 필자는 과연 그의 하소연이 모두 사실일까 일부 의심도 했다. 그러나 J씨의 아내가 나타난 날 진료 몇 분 만에 많은 것을 알 수 있었다. J씨가 처음으로 아내 앞에서 아내가 너무 무섭고 거친 언행이 싫다고 말하자, 성미 급한 J씨의 아내는 고성을 질러댔다.

"네가 돈을 잘 벌어 오길 해, 누구처럼 외국 여행을 시켜 줘, 명품백을 사 줘 봤어? 남자 구실을 똑바로 해? 너 자신을 알아야지!"

필자를 앞에 두고 아내가 남편에게 퍼부은 욕설은 차마 지면에 실지 못하겠다. **전문가로서 아무리 아내의 입장에서 이해하려 해도 그녀는 너무 심한 악처였고 치료가 필요한 불쌍한 환자였다.**

크산티페가 악처가 아니란 반론도 있다. 그녀의 남편은 현명한 철학자였지만, 경제적 빈곤에 시달렸고, 가정을 돌보지 않고, 철학적 논의에만 매달렸다. 그러니 지켜보는 아내가 얼마나 힘들었을까. 하지만 남편의 강연장에 가서 오물을 퍼붓고 물벼락을 안기고 길거리에서 옷을 찢고 욕설을 퍼부은 것이 사실이었다면 이는 도를 넘어선 행동이다.

또 다른 반론 중에는, 소크라테스가 죽었을 때 크산티페가 그렇게 슬피 울었다는 사실을 대며 남편을 사랑했고 그래서 악처가 아니라는 항변도 있다. 그게 사랑의 눈물이었든 참회의 눈물이었든 무슨 소용인가. 있을 때 잘해야지 떠난 후엔 울어 봤자 아무 소용없다. **신체적인 것뿐 아니라 언어 폭력, 정서적 학대도 엄연한 가정 폭력이다.**

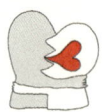

아내는 왜,
밖으로만 돌까?

　1979년에 제작된 더스틴 호프만 주연의 영화 〈크레이머 대 크레이머〉는 이혼 위기 가정을 배경으로 큰 반향을 일으켰다. 일중독인 극중 남편은 아내와 함께하는 시간이 점점 줄어든다. 공허감에 지친 아내는 급기야 자신의 삶을 찾겠다고 집을 나간다. 이런 모습은 가정도 아이도 등한시한 채 밖으로 맴도는 일부 한국 아내들의 모습과 흡사하다.

　"아내가 도대체 왜 이러는지…… 이유라도 알면 좋겠습니다."

　진료실을 찾은 40대 초반의 남편 P씨는 답답한 심경을 토로했다. 늘 순종적이고 가정적이던 아내가 언제부터인가 친구를 만난다며 외출이 잦더니 늦게 귀가하는 날도 점점 늘었다. 술에 취한 채 새벽에 귀가하는 때도 있다. 참다못한 남편이 따지자, 아내의 반응은 냉담했다.

"언제 나한테 관심 있었어? 나도 이젠 나를 찾고 싶으니 상관 마."

어디 가서 누구를 만났느냐는 남편의 추궁에 아내는 의처증이라며 화를 냈고 아이들 생각하란 말에도 아내의 밤늦은 외출은 계속됐다. 아내는 남편과의 잠자리도, 대화도 모두 거부했다. 고민하던 남편이 혼자 진료실을 찾은 것이다.

"혹시나 해서 뒷조사를 했더니, 역시 만나는 남자가 있더라고요."

외도를 당당히 인정하는 아내에게 용서해 줄 테니 가정으로 돌아오라고 해도, 아내는 이혼하자며 거절했다.

최근 들어 부쩍 아내의 외도로 진료실을 찾는 남편들을 자주 본다. 물론 사례마다 상황은 다 다르지만 대체로 아내의 변화는 갑자기 나타난다기보다 서서히 조짐을 보이는 경우가 많다. 불행하게도 남편들이 그 조짐을 알아채지 못한 것이다.

출산 이후 양육 스트레스나 산후 우울증으로 시작된 우울감과 공허감이나 고부 갈등, 남편과의 갈등이 오랜 기간 지속되면서 외도의 불씨는 커진다. 남편이 회사일로 바쁘거나 가정에 소홀한 경우 함께하는 시간이 줄고 섹스리스로 진행되면서 외도에 빠지기도 한다. 또한 히스테리성이나 경계성 성격 장애가 있는 경우, 남편과의 친밀관계를 피하고 방황하며 습관적인 외도에 노출될 수도 있다.

감정기복이 심하고 충동성이 강한 조울증도 마찬가지이다. 무엇보

다 여성에게 흔한 우울감과 공허감을 남편과의 사이에서 해결하지 못한 채, 대리인을 찾다가 결국 부부 사이가 파탄에 이르게 되는 것이다.

여성의 외도는 남성의 외도에 비해 빈도가 떨어지는 대신, 시작되면 그 파괴력은 훨씬 크다. 일회성이거나 유희적인 남성의 외도와 달리 가정 파탄으로 결론 나기 쉽다. 여성 외도는 부부관계가 이미 나빠질 대로 나빠진 상태가 되어서야 나타나기 때문이다.

또 여성의 외도는 정서적인 몰입을 하는 경향이 있어 회복이 쉽지 않다. 따라서 발생 전에 예방이 최선의 방법이며, 특히 반복된 늦은 귀가와 술 문제에 아이 양육조차 무관심한 모습은 아내의 외도에서 가장 흔히 나타나는 신호다.

잡은 물고기에 먹이 주는 거 봤냐고? 그렇게 철없는 소리를 하는 남편들은 언젠가 화를 부를지도 모른다. 먹이를 주지 않으면 물고기는 굶어 죽든가, 아니면 자기가 알아서 먹이를 찾으러 밖으로 나가게 된다. 배우자와의 관계를 소중히 여기고 지켜 나가는 것은 살아갈 날이 더 길어진 요즘, 가장 중요한 노후 대책이자 행복의 필수 조건이다.

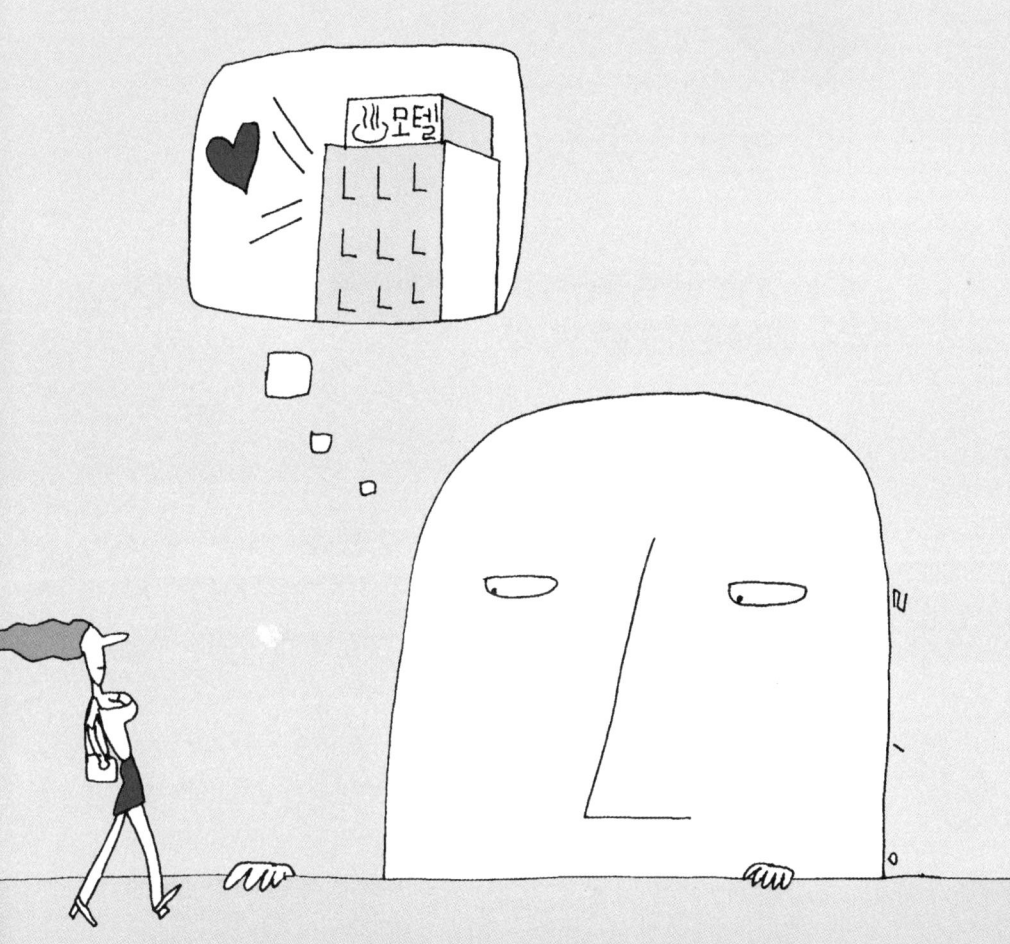

먹이를 주지 않으면 물고기는 굶어 죽든가, 먹이를 찾으러 밖으로 나가게 된다.
아내의 외도에는 남편의 잘못도 있다.

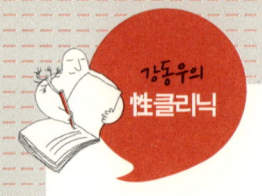

소문, 그리고 진실 1

Q 인터넷에서 자궁 섹스라는 것을 알게 됐어요. 자궁 속에 삽입하면 황홀감을 느낀다는데 정말인가요?

A 성문제와 관련해 인터넷에 떠도는 근거 없는 낭설을 사실인 양 믿는 사람이 너무 많습니다. 그 대표적인 사례가 여성의 사정이나 자궁 섹스와 관련된 것입니다. 우선 여성의 사정 현상을 찍었다는 동영상은 대부분 소변을 쏟는 것으로 실제 여성의 사정과는 다릅니다. 두 번째 터무니없는 오해인 자궁 섹스도 인터넷에 올라온 글들을 보면 실소를 금할 수 없습니다. 자칭 경험자들은 성기를 깊이 여성의 자궁 속에 삽입해 황홀감을 느꼈다고 과시합니다. 무협지 같은 허황된 소리로, 성의학적 지식이 부족한 사람들의 착각일 뿐이며 의학적으로도 틀린 얘깁니다.

우선, 자궁 입구인 자궁 경부는 몹시 질긴 섬유조직으로 골프공처럼 단단하고 어지간한 힘엔 열리지 않습니다. 의사들도 임신중절이나 자궁 내 문제를 제거하기 위해 자궁 경부를 열어야 할 경우 상당한 노력을 합니다. 해초 뿌리를 건조해 면봉 크기의 둥근 막대로 만든 라미나리아(Laminaria)를 자궁 경부에 거치하면 이것이 수분을 흡수, 팽창하면서 자궁경부가 열리게끔 하는데, 이것 역시 몇 시간이나 걸립니다. 그런데 라미나리아보다 훨씬 큰 직경 3~4cm인 남성의 성기가 직경 5mm 정도인 자궁 경부의 입구를 뚫고 들어간다는 건 애초에 불가능합니다.

실소하고 넘길 만한 이 자궁 섹스의 허황된 소리들을 굳이 책에서 다루기로 결심한 것은 남자들의 이런 무협지 같은 생각에 여성들이 피해를 보기 때문입니다. 어떤 남성은 아내의 자궁 경부가 페니스로 열리지 않는다고 손가락을 깊이 넣어 자궁경부를 후벼 판 사례도 있습니다. 이런 위험천만한 행위에 여성의 자궁 경부나 질벽은 심각한 손상을 받거나 상처에 따른 질염, 자궁 경부염을 앓게 됩니다. 더 심하면 파열되는 경우도 있습니다.

그렇다면 자궁 섹스의 실체는 도대체 뭘까요? 자궁 하수(hysteroptosis)의 문제가 있는 여성을 상대할 때 이런 느낌을 느끼게 되는 경우가 종종 있습니다. 정상 여성은 흥분하면 자궁이 골반 속으로 상승해 질 내부의 공간이 확보됩니다. 그런데 자궁을 지탱하는 인대가 부실해 자궁이 처지는 자궁 하수에 빠지면 자궁 경부가 질의 안쪽 공간을 차지해 삽입 시 페니스 끝이 자궁 경부에 닿게 됩니다.

더 깊이 삽입하면 자궁이 페니스에 밀려 올라가고 페니스는 자궁 경부에 의해 가려졌던 질의 깊은 공간(질궁, Fornix)까지 들어갑니다. 이때의 저항감과 압박감을 남성들이 색다른 느낌으로 여길 수 있습니다. 하지만 사실 그런 느낌은 건강 상태가 좋지 않은 자궁 하수의 여성들로부터 느끼는 차이점일 뿐입니다. 자궁 하수가 없는 건강한 여성의 경우도 체위에 따라 자궁 경부와 자궁 경부 옆, 질의 제일 깊은 공간인 질궁 사이에 페니스가 위치하면 남성이 압박감을 좀 더 받을 수도 있습니다.

정상적으로 여성의 오르가슴으로 생긴 질 근육의 강력한 수축 현상을 자궁 섹스로 오인한 경우도 있습니다. 이는 자궁 섹스로 착각한 것 자체가 잘못일 뿐, 여성이 최고의 흥분을 느꼈고 그 반응에 남성도 즐거웠으니 잘된 일입니다. 부디 자궁 섹스에 관한 터무니없는 글을 의학적 근거나 책임도 없이 함부로 올리는 인터넷 무법자가 사라지길 바랍니다. 또 그런 글에 속아 아내의 자궁 경부에 마구잡이로 삽입을 시도하고 손가락부터 집어넣으려다 손상만 일으키는 무식한 철부지 남자가 되지 않길 당부합니다. 아내는 결코 마루타가 아닙니다.

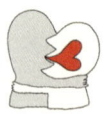

이유 있는 아내의 파업

"수전노, 독불장군이 딱 맞는 표현이죠."

심각한 섹스리스에 빠진 아내를 고쳐달라며 진료실을 찾은 A씨의 아내는 남편 앞에선 도통 자신의 의견을 표현하지 않다가 단독면담에 들어가자 속내를 털어놨다. 아내의 말에 의하면 남편 A씨는 결혼 초부터 늘 주도권을 잡고 모든 일을 자신의 뜻대로 결정했다. 연애 시절 주도적인 남편의 모습에 끌렸던 아내는 막상 결혼해 보니 늘 제 뜻대로만 하려는 남편에게 점점 지쳐갔다. 특히 남편은 돈 문제에 집착해 통장을 내놓지도 않고, 수입과 지출 내역을 꼼꼼히 체크하고 잔소리를 해댔다.

"아이의 학원비도, 아파트 관리비도 딱 절반만 줘요. 제가 일하는 것도 반대하고 어떻게 나머지를 메우라는 건지……."

남편의 특이한 절반의 룰은 아내를 끊임없이 힘들게 했고, 아내는 하녀 같은 자신의 모습에 서글펐다. 남편의 또 다른 특이 습관은 아내에게 심한 잔소리를 하고서는 꼭 잠자리를 요구하는 것이다. 성흥분에 필요한 애정과 적절한 스킨십 대신, 아내는 늘 비난과 잔소리를 떠안은 채 억지로 성행위 요구에 응해야 했다. 그렇게 옥죄는 남편과의 성행위는 점점 싫어졌고, 급기야 A씨의 아내는 몸 여기저기가 아파서 성생활에 도저히 임할 수 없었다.

"아내가 아프다는 건 순 거짓말입니다. 즐겁지 않은데 어떻게 분비가 된단 말입니까?"

A씨는 아내가 성행위 시 분비가 되니 즐거워하는 증거라고 했다. 이는 성범죄에서도 가해 남성들이 들이대는 흔한 궤변일 뿐이다. 왜냐하면 여성의 분비 현상이 반드시 주관적 흥분과 일치하는 것은 아니기 때문이다.

또 온몸이 아프다며 여러 병원을 전전했던 아내에게서 신체적 문제가 발견되지 않다 보니 남편은 아내가 꾀병을 부린다고 여겼다. 하지만 아내는 '신체화장애'라는 병을 앓는 것으로 진단되었다. 신체화장애는 뚜렷한 신체적 원인 없이 분노나 불안 등 부정적 심리가 통증이나 신체증상으로 발현되는 병이다. 몸이 아프면 남편이 물러나니 아내의 무의식이 질병을 이끌고 성생활을 피했던 셈이다.

A씨의 아내처럼 섹스리스의 원인 중에는 신체적 문제가 아니라 부부의 갈등이 핵심인 경우가 꽤 있다. 고부 갈등, 남편의 외도, 남편의 일방적인 태도, 돈 문제 등이 장기적으로 반복되는 상태에서 아내의 불만과 분노는 남편의 권위나 일방성 탓에 해소되지 못한다. 또 자녀에 대한 책임감으로 분노를 억지로 누른 채 살아가곤 한다. 이런 여성들은 A씨의 아내처럼 성욕이 차단되고 섹스리스로 흐르기도 한다.

섹스리스로 필자의 진료실을 찾은 A씨 부부는 남편의 치료도 필요했다. 남편 A씨의 지나친 컨트롤은 어머니에 대한 강한 분노 감정이 아내에게 전이된 형태로 해석됐다. 또한 아내가 떠날지도 모른다는 내적 불안과 열등감이 아내의 일거수일투족을 컨트롤하는 식으로 나타나 A씨의 내면도 치료를 받기로 했다.

아내가 성기피에 빠진다 해서 반드시 성행위 자체가 싫은 것만은 아니다. 몸이 아파서, 피곤해서 등등의 다른 핑계를 대는 경우가 많은데 이는 표면적인 이유일 뿐이다. 사실은 부부 사이의 불만과 분노를 표현하는, 일종의 파업일 수도 있다.

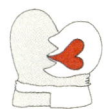

슬픈 에필로그

"아내의 눈치를 보게 됩니다. 항상 표정이 밝지 않아서……."

결혼 3년차 남성 Y씨는 아내가 성생활에 불만이 큰 것도 아니고, 섹스리스도 아니며, 성생활을 함께 즐기는 것은 분명하다고 말한다. 문제는 성행위 직후 아내가 원인 모를 우울감을 습관적으로 표시한다는 것이다. Y씨는 쾌감을 만끽하다가도 아내의 어두운 모습을 보면 뭘 잘못했나 싶어 안절부절못하게 된다.

성행위 후 허탈감이나 우울감은 특별한 문제가 없어도 누구에게나 나타날 수 있다. 대체로 여성에게 많은 현상이다. 남성들이 여성의 성적 만족에 집착하는 이유는 여성의 성행위 후 반응에 묘한 측면이 있기 때문이기도 하다.

최근 호주에서 발표된 논문에 따르면 대상군인 200명의 여성 중 3분의 1 정도가 성행위 후에 우울한 감정을 느낀 경험이 있다고 한다. 특히 10% 정도의 여성은 꽤 자주 슬픈 감정을 느끼는 것으로 확인됐다.

"저는 아내를 많이 배려하거든요. 아내도 즐겁고 좋대요. 그런데 자꾸 우울감이 따라온다니……."

성행위 후 허탈감은 반드시 불만족을 의미하지는 않는다. 격렬한 성 반응 후 찾아오는 나른한 이완 반응에 잘 적응하지 못하면 부정적인 느낌을 가질 수 있다. 성행위 직후에는 성행위 중 잔뜩 고조된 심혈관계와 자율신경계의 반응이 원래의 상태로 하강한다. 성행위 때 중요했던 말초 자극과 육체적 쾌감은 잦아들고 성행위 직후엔 정서적 교감의 비중이 커진다. 또한 성흥분에 따른 혈중 옥시토신의 상승이 강한 애착반응을 일으켜 남성에게 더 안기고 싶어 한다. 이를 남성이 놓치고 배려하지 않으면 불쾌감으로 이어질 수도 있다.

성행위 후 우울감은 성적 불일치와도 관련된다. **즉 자신이 원치 않는 상황에서 남성이 원하니 성행위를 거절하지 못할 때도 있는데, 원치 않는 성행위로 인해 부정적 감정에 사로잡힐 수도 있다.** 성적 불일치의 상황에는 원치 않는 체위, 부족한 전희, 애정과 친밀감의 부족, 어색하거나 불안한 환경 등도 개입된다.

물론 성교통이나 오르가슴 장애, 남성의 성기능 문제로 인한 성적 만족이 반복 좌절될 때도 부정적 감정 상태에 빠질 수 있다. 정신분석적으로는 친밀감에 대한 두려움이 클 경우 성행위가 주는 강한 친밀감의 무게가 여성의 감정을 혼란스럽게 만들 수 있다. 또 주도적이고 남성적인 경향이 있는 여성이 평소의 성향과는 반대 상황인 남성 주도형 성행위를 혐오스러워하기도 한다. 이외에도 과거 부정적이거나 폭력적인 성경험이 있는 여성은 반복된 성생활에서 과거의 상처를 재경험하게 되면서 부정적 감정을 느낄 수 있다.

만약 나의 배우자가 성행위 후 부정적 감정 반응을 보이면 어찌해야 할까. 필자는 전희 못지않게 성행위 후의 가벼운 스킨십, 후희가 주는 의미를 늘 강조해왔다. 아내의 오르가슴 여부에만 집착해 '좋았느냐, 느꼈느냐'고 묻는 것보다 아내의 성적 흥분이 부드럽게 연착륙하도록 잘 유도해 주는 것이 성행위 후 부정적 감정 상태의 유발을 최소화할 수 있다. **흔히 극치감을 느끼는 오르가슴이 성행위의 끝이라고 여기지만, 오르가슴 이후의 성흥분 해소기를 적절히 보내는 것도 서로의 만족과 안정감에 중요한 요소이다. 그게 화룡점정이라 하겠다.**

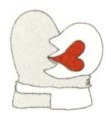

잡은 물고기?

"언제부턴가 남편과 관계해도 느껴지지 않아요."

40대 후반 여성 C씨는 한눈에 보기에도 참 착하고 여려 보였다. 그런 그녀가 험난했던 인생역정을 털어놓으니 안타까울 뿐이었다. 남편과 작은 회사를 꾸려 가던 C씨는 알코올 중독에 가까운 남편 때문에 속 편할 날이 없었다.

C씨의 남편은 늘 자신의 뜻만 고집했다. 성생활도 역시 일방통행으로 남편의 요구에 의해서만 이뤄졌고 C씨의 의견은 번번이 묵살되었다. 그래도 착한 아내 C씨는 그 요구를 대부분 수용하며 맞춰 나갔다. 가끔이지만 만족할 때도 있었다고 했다.

그런데 최근 1~2년 전부터 성흥분이 줄고 오르가슴이 잘 느껴지지 않았다고 한다. 남편은 C씨가 치료까지 받기 시작했다는 사실을 알고 있었지만 네 문제이니까 혼자 해결하고 오라는 식이었다.

가능하면 같이 와 치료에 동참하길 바라는 필자의 요청도 듣지 않았다. 결국 C씨 혼자 치료를 받았고, 다행히 그녀의 신체적 문제들은 꽤 호전됐다. 다만 한쪽의 치료만으로는 한계를 느끼던 차에 C씨가 뜻밖의 사실을 실토했다.

"2년 전부터 마음에 둔 사람이 있어요. 남편과 달리 나를 존중해 주고 내 말을 들어 주는 것 자체가 고맙고……. 아직 깊은 관계는 아니지만 이러다 정말 선을 넘게 될까 겁나 치료를 시작했던 거예요. 남편과의 관계가 개선되면 잊을 수 있을까 싶어서……."

C씨에게 외도는 정리하라고 권하면서도 필자도 인간인지라 남편의 일방적인 태도에 힘들어하는 그녀가 무척 안타까웠다.

전문가들이 인정하는 성(性) 연구서 가운데 《아메리칸 커플》이라는 저서가 있다. 워싱턴 대학 교수인 블룸스타인 박사팀이 미국 전역에서 실제 부부 1만 5천 쌍의 결혼생활을 연구, 그 결과를 집대성해 1983년에 내놓은 책이다. 거기엔 정서적인 만족과 성적인 만족의 상관관계에 대해 의미심장한 내용이 많다.

이에 따르면 부부의 정서적인 관계에 문제가 생기면 성욕도 더 저하되고 성행위 시 흥분도 감소되는 등 전반적인 성적 만족감이 떨어지고, 이런 경향

은 남성보다 여성에게서 더 강했다. 특히 남성에 비해 여성은 배우자에 대한 애정이 있어야 성관계가 가능하다는 답변이 우세했다.

저자는 부부간의 성문제 해결에 가장 중요한 것은 각자 원하는 성적 취향에 대한 자유로운 의사소통, 그리고 관심과 애정의 지속적인 교환이라 결론지었다.

"선생님, 잡은 물고기에게 먹이 주는 거 봤습니까?"

부끄러운 줄 모르고 큰소리치는 남편들을 보면 필자는 참 애처로울 뿐이다.

아내를 두고 이런 말을 할 수 있는 것은 한국 남편들이 육체적이든 정신적이든 사랑을 나누는 방법을 몰라도 너무 모르기 때문이다. **늘 곁에 있어서 당연한 것 같았던 내 집 어항의 물고기도 돌봐 주고 정성을 들이지 않으면 내 곁을 떠난다.** 그런데도 한국 남편들은 진정한 사랑법은 모른 채 그저 변강쇠만 되려고 한다.

부부간의 애정 표현은 반드시 섹스 자체가 아니어도 되며, 뭔가 거창할 필요는 더욱 없다. 《아메리칸 커플》의 연구에서도 아내가 원하는 것은 관계 시마다 매번 오르가슴을 느끼는 것이 아니라고 드러났다. 아내들이 원하는 것은 키스나 포옹 같은 가벼운 애정 표현이나 관심, 그리고 존중이다.

남편들은 한번쯤, 아내가 원하는 것이 무엇인지 진지하게 생각해 보길 바란다. 대부분의 아내가 원하는 것은 일 년에 몇 번 찾아오는 거칠고

격정적인 태풍이 아니다. 아내가 진정으로 원하는 것은 저녁나절이면 매일같이 뒷동산에서 불어오는 선선한 미풍이 아닐까.

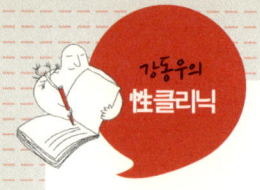

소문, 그리고 진실 2

 여자도 느끼면 남자처럼 사정(射精)할 수 있다는 게 사실인가요? 제 아내는 한 번도 그런 적이 없는데 정말 가능한 일입니까?

 결론부터 이야기하자면 아주 소수의 여성만이 사정을 할 수 있습니다. 여성의 사정은 제대로 된 성교육을 받지 못하고 인터넷이나 포르노를 통해 남몰래 성 정보를 취득하는 데에서 생긴 오해이자 과욕이죠. 우리 남성들이 유달리 성기가 작다고 여기는 왜소 콤플렉스에 집착하는 것도 이런 잘못된 성 정보 때문입니다.

야한 동영상이나 포르노에는 성에 대한 왜곡된 묘사가 많습니다. 등장하는 여성은 모두 육감적인 몸매를 가진데다 손가락만 대도 극도로 흥분합니다. 그런 여성을 다루는 남자 배우는 그야말로 신의 손길을 가진 것으로 비춰집니다. 게다가 변강쇠 같은 정력에 일반 남성을 주눅 들게 할 만큼 성기가 큽니다.

사실 이러한 모습은 대부분 눈속임 연출이고 평균적인 남성과는 큰 차이가 있습니다. 그러나 이를 보는 남성들은 영화 속 인물과 자신을 비교하며 심한 열등감에 빠지죠. 최근에는 포르노 등에서 여성의 사정 현상을 묘사한 장면이 자주 등장하다 보니 오해하는 사람들이 종종 있습니다.

국제성학회 부회장이자 필자와 친분이 두터운 휘플 박사팀을 비롯해 성의학계에서는 사정 현상을 연구해 다음과 같은 사실을 밝혔습니다. 남성이 오르가슴을 느끼면 사정액이 전립선에서 나오듯, 여성은 G-스폿에서 사정액이 나올 수 있다는 것입니다. G-스폿은 질 입구에서 2~3cm 들어간 곳에 있으며 주름이 많고 탄력성이 강한 부위입니다. 남성의 전립선에 해당되는 여성의 G-스폿은 일종의 퇴화된 흔적기관입니다. 10% 미만의 여성만이 사정을 하는 것으로 학계에서는 보고 있습니다. 또 성감이 더 뛰어난 여성만 사정을 한다는 것도 오해에 불과합니다. 대부분의 여성은 사정을 하지 않으며 '왜 나는 사정을 못할까' 하고 쓸데없는 열등감에 사로잡힐 필요가 없습니다.

사실 사정을 경험했다는 여성들 대부분은 실제 사정한 것이 아닙니다. 오르가슴 때 배뇨 근육이 일시적으로 제어력을 잃고 자신도 모르게 소변을 쏟을 수 있는데 이를 사정 현상으로 오해하는 경우가 많습니다. 이에 비해 여성의 실제 사정액은 0.1~0.3㎖ 정도의 극히 소량이며 양이나 성분에서 소변과 차이가 납니다.

여성의 사정보다 더 중요한 것은 G-스폿 그 자체입니다. 클리토리스가 전희(前戱) 때 가장 중요한 성감대라면 G-스폿은 삽입 성교 때 자극의 핵심 포인트입니다. 따라서 남성은 성행위를 할 때 G-스폿을 적절히 다룰 줄 알아야 합니다. G-스폿을 올바르게 자극하는 것은 피스톤 운동이나 각자에게 맞는 체위를 이용하는 것으로 충분히 가능합니다. 간혹 G-스폿을 강화하겠다고 요상한 시술을 하기도 하는데 이는 별 도움이 안됩니다. 이보다는 성기능을 건강하게 유지하고 성흥분을 나누기 위해 부부가 함께 노력하는 자세가 더 중요합니다. '서툰 목수가 연장 탓을 한다'는 말은 성생활에서도 통하는 얘기입니다.

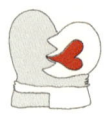

마음부터 치료하세요

'저렇게 환상적인 커플이 또 있을까?'

우리 부부의 눈을 휘둥그렇게 만든 완벽한 한 쌍의 부부가 클리닉의 문을 열고 들어왔다. 잘생긴 남편은 능력 있어 보였고 미모의 아내는 지적이고 착하게 보였다. 이렇게 완벽해 보이는 부부가 도대체 어떤 이유로 병원을 찾았는지 호기심이 발동했다.

"선생님, 결혼 3년차인데 아기 좀 갖게 해주세요!"

"그렇다면 불임 클리닉에 가셔야죠. 저희들은 성기능 장애나 부부 갈등이 전문인데……."

사전조사를 제대로 한 듯한 남편이 손사래를 친다.

"그게 아니라 저희가 3년 동안 삽입을 한 번도 못했습니다."

아내는 부끄러워서 한마디도 못하고 고개를 숙이고 있었다. 아무래도 아내에게 문제가 있는 것 같아 우선 남편을 진정시키고 아내와 별도의 상담을 시작했다.

"선생님, 너무 무서워요. 다른 사람은 처음에만 아프고 몇 번 경험하면 즐겁다는데, 저는 남편의 것을 받아들이기가 너무 힘들어요."

엄격한 가정환경에서 자란 그녀는 결혼 전까지 단 한 번도 성경험을 해 본 적이 없다고 했다. 그녀의 부모는 성이란 위험해서 절대 해서는 안 된다고 가르쳤다고 한다. 결혼을 하면서 성에 대한 부정적 생각은 없어졌지만 막상 남편의 것이 가까이 오면 심장이 뛰고 불안해졌다. 그런 마음도 몰라주고 남편은 억지로 넣으려고 하니 아파서 못 견디겠다는 것이었다.

이런 경우는 십중팔구 '질경련증'이 원인이다. 실제로 검사를 해 보았더니 환자의 질은 과다한 긴장상태에 빠져 있었다. 검진 도구를 질 가까이 갖다 대기만 해도 질 근육은 심한 경련을 일으켰다. **질경련증은 대부분 심리적인 억압에 기인한다.** 이런 환자들은 우선 과도한 긴장상태를 풀 수 있도록 이완요법을 시행하고 아주 작은 사이즈의 인공 페니스를 사용해서 여성의 몸이 자연스레 남성을 받아들일 수 있도록 단계적으로 접근해야 한다. 또한 대부분 심리적인 억압이 무의식에 자리 잡고 있으므로 심리 치료도 필수적이다. 이후 이 부부는 질경련증을 치료하고 임신도 했다. 요즘은 출산을 준비하느라 바쁘다.

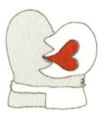

차렷 자세의 아내

"이불 속 아내는 항상 차렷 자세입니다. 완전히 마네킹이죠."

30대 후반의 남성 B씨는 성생활 불만이 이만저만이 아니다. 평소엔 부드러운 B씨의 아내가 성행위 때면 마네킹처럼 뻣뻣이 누워 꼼짝도 안 하기 때문이다. 심지어 차렷 자세로 다리를 오므리는 통에 남편이 피스톤 운동을 하거나 삽입을 유지하는 것조차 불편하다. 아내는 특히 오르가슴을 느끼려 들면 차렷 자세가 더욱 심해진다. 남편이 체위를 좀 바꿔 보자는 말에도 아랑곳하지 않는 아내. 다른 체위나 방식으로는 오르가슴을 못 느끼기 때문이란다.

아내가 그렇게 고집을 부리다 보니 남편 B씨도 성적 흥분감이 떨어지고 천편일률적인 아내의 자세에 지쳐 버렸다. 전통적으로 이렇게 경직된 여성은 성에 상당히 보수적이고 거부감을 갖는 경우이거나, 성교통 때문에 방어적인 자세를 취해 그럴 수 있다. 하지만 성지식이 많이 알려진 요즘은 이보다는 성흥분에 불감 요소가 있을 때 그런 경우가 더 많다.

주로 이런 여성은 약간의 흥분감이라도 느끼려면 온몸에 힘을 준다. B씨의 아내도 똑바로 누워 아예 차렷 자세로 온몸에 잔뜩 힘을 줄 때라야 겨우 흥분을 느끼곤 한다. 그런데 이런 습관은 결코 바람직한 게 아니다.

물론 정상적인 사람도 근육을 긴장시키면 오르가슴에 좀 더 쉽게 도달할 수 있는 면이 있다. 남성이든 여성이든 쾌감을 느끼기 직전 몸이 긴장되고 힘이 들어가는 습관적 반응도 우리 몸이 오르가슴을 유도하는 반사작용이다. 그렇다고 자연스러운 긴장 이상으로 온몸에 힘을 줘 억지로 성반응과 극치감을 끌어내려는 시도는 문제가 있다.

이런 여성은 오르가슴에 이르는 데 한계가 있는 것으로 봐야 한다. 정상 여성보다 오르가슴의 빈도나 강도가 떨어지는 부분적인 불감증이라는 얘기다. **불감증은 성반응이 부족한 신체적·심리적 원인을 찾아 교정해야지 몸에 힘을 줘 성흥분을 짜내는 식은 곤란하다.**

쉬운 예로, 처음 수영을 배울 때를 생각해 보자. 적절히 이완한 상태여야 물에 뜰 텐데, 물속으로 가라앉을까 온몸에 힘을 주고 허우적대면 맥주병처럼 더 가라앉고 만다.

마찬가지로 성행위에서 지나친 긴장과 경직은 성흥분 반응에 역행한다. 불감증 여성 외에 남성 중에서도 인위적으로 자꾸 발기시키려 힘을 주는 발기부전 환자나 어떻게든 사정하려고 힘을 주는 지루 환자가 꽤 있다. 또한 남편이 좋아할 것이라며 성행위 시 질을 의도적으로 조이는 여성도 자신의 성반응에는 오히려 역효과를 낼 뿐이다. 이들은 긴장을 풀고 몸에 힘을 빼면 발기나 사정을 할 수 없고 상대에게 쾌감을 줄 수 없을 것이란 뿌리 깊은 오류에 빠져 있다.

만약 상대가 성행위 중 지나치게 몸에 힘을 준다면 이는 성기능에 다소 문제가 있다는 뜻이다. 이런 유의 불감증이나 흥분 장애는 치료와 교정을 받아야 할 문제이지 힘으로 해결될 일이 아니다.

성행위는 완벽을 추구해야 할 임무가 아니라 편한 마음과 충분히 이완된 상태에서 느긋하게 성흥분에 몸을 맡기고 즐겨야 할 놀이다. 골프도 몸에 힘을 빼야 잘되고, 물에 잘 뜨려면 몸에 힘을 빼야 하는 평범한 진리를 잊지 말길 바란다.

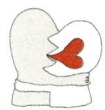

여성이 행복할 권리

나이보다 10년은 젊어 보이는 40대 여성 P씨가 진료실 문을 조심스럽게 열고 들어와 기어 들어가는 목소리로 말문을 열었다.

"저기, 제가 원래 이런 데 올 사람은 아닌데요. 친구들이 저더러 뭔가 중요한 걸 놓치고 있다고 해서요."

P씨는 엄격한 집안에서 소위 양갓집 규수로 자랐다. 예쁘장한 외모에 애교도 있어 뭇 남성에게 인기도 많았지만, 엄한 부모 탓에 연애 한번 제대로 못해 봤다. 결혼도 부모가 정해 준 조건 좋은 남성과 했는데 능력 있고 믿음직한 남편이지만 짜릿한 연애 감정은 없었다.

그래서인지 남편과의 성생활은 별 느낌이 없었다. 좋다는 느낌은커녕 때론 심하게 아프기도 해서 이런 걸 왜 하나 했다는 것이다. 좋은 느낌이 없으니 당연히 성욕도 생기지 않고 남편의 요구에 이 핑계, 저 핑계 대며 도망 다니기 바빴다. 그렇다고 너무 피하면 혹시 남편이 바람이라도 피울까 겁나서 마지못해 '의무방어전'은 치렀다. 40대에 들어서야 친구들과 성에 대해 얘기하기 시작했는데 남들이 다 경험해 본 그 오르가슴이란 걸 제대로 느껴 본 적이 없었다.

"제게 뭔가 결함이 있나 하는 생각도 해요. 그래서 남편이 나를 피하나 의심도 들고……. 좋지도 않은데 의무감에 응하고 나면 자괴감 때문에 우울해요."

P씨처럼 이전에는 가슴에 묻어 두고 스스로 외면하던 성문제를 해결하고자 진료실의 문을 두드리는 여성이 최근 부쩍 늘었다.

P씨의 경우 오르가슴 장애에 2차적으로 성욕 저하증까지 와 있는 상태였다. 두 문제 모두 여성이 흔히 겪는 대표적인 성기능 장애이다. P씨는 소극적이어서 더욱 성반응이 미약하고 파트너와의 성적 불일치, 그리고 성에 대한 심리적인 억압이 원인이었다. 사실 P씨도 성에 대한 호기심이 없지는 않았지만 왠지 부도덕하고 천박한 것 같아 의도적으로 성에 대한 관심을 억제했고, 그런 환경에서 자랐다.

"혹시 제가 이런 말을 하면 너무 밝히는 여자 같아 보이나요?"

P씨는 진료 중에도 수차례 이런 질문을 던졌다. P씨의 이런 불안은 여성의 성에 대해 억압적이고 이중적인 우리 사회의 인식 탓이 크다.

여성이 성적으로 능동적인 것은 바람직하지 못하고 부도덕한 것으로 여기면서 한편으로는 남성의 성적인 요구를 잘 맞춰야 사랑받을 수 있다는 이중적인 잣대와 요구가 큰 문제이다.

남성들의 이상형에서도 이런 이중 잣대는 드러난다. 청순하고 귀여우면서도 섹시한 여성이 큰 인기를 누린다. 사실 이런 이중 잣대의 저변에는 남성의 두려움이 깔려 있다. 지나치게 섹시한 여성은 자신을 압도해 버릴까 봐 겁이 덜컥 나는 것이다. P씨와 같은 성적 억제는 환자가 겪어 온 긴 고통의 시간에 비해 비교적 짧은 시간 안에 치료될 수 있다. 치료를 끝내면서 P씨는 밝은 표정으로 인사를 건넸다.

"돌이켜 보니 내가 누려야 할 즐거운 권리를 왜 그렇게 싫어했을까 싶어요."

P씨의 말대로 섹스는 의무가 아니라 여성이 누려야 할 권리이다. 특히 성에 소극적인 여성은 더 이상 권리를 포기하지 말고 당당하게 누리길 바란다.

고통스러운 잠자리

 아내는 성행위를 할 때마다 통증을 호소합니다. 병원에도 여러 군데 가서 검사까지 해 봤지만 검사 결과는 정상입니다. 아내에게 무슨 특별한 병이라도 있는 걸까요?

 필자의 병원을 찾아온 40대 여성 환자 J씨는 수년 전부터 성행위를 할 때마다 무척 아프다고 했습니다. 너무 아파서 성행위를 못할 지경인데 남편은, "원래 여자는 아프고 그게 즐거운 신호니 참으라"며 화만 내서 J씨의 고립감은 극에 달했습니다. 급기야 J씨는 질과 자궁의 문제로 그럴 것이라며 여러 병원을 전전했지만 매번 검사 결과는 정상이었습니다. 의료진들조차 너무 예민해 그렇다고 할 뿐, 속 시원한 답을 주지 않았습니다. 결국 그녀는 남편과 의료진으로부터 '이상한 여자'라는 오명까지 덮어썼습니다.

하지만 J씨는 엄연한 성교통(性交痛) 환자입니다. 필자의 검진 결과 그녀는 '전정'이라고 불리는 질 입구에 만성적인 염증이 있는 '전정염'을 앓고 있었습니다. 참으로 안타까운 점은 여성 성교통의 45%, 즉 절반의 원인이 전정염인데 이를 놓치는 경우가 너무나 허다하다는 것입니다. 상당수 의료진조차 질 입구의 전정염을 인식하지 못한 채 질 내부와 자궁에 산부인과적 검진만 하다 보니 이런 성교통을 마치 유령의 병처럼 치부합니다. 집을 둘러보려면 집 전체를 다 봐야 하는데 안만 보고 입구인 대문이 쓰러져 가는 꼴을 간과한 격입니다.

사실 전정염은 무려 20년 전부터 학계에 보고돼 왔습니다. 위에서 언급한 오류는 국내 의대에서 성기능 장애를 전문적으로 가르치지 않다 보니 생긴 탓이 큽니다. 전정염이 있으면 살짝 닿기만 해도 쓰라리고 아파 성행위가 여간 고통스러운 게 아닙니다. 심한 경우 청바지 등 몸에 달라붙는 옷을 입거나 자리에 앉기도 힘들죠. 샤워 시 물이 닿기만 해도 아프다는 여성도 있습니다.

전정염의 주원인은 호르몬의 불균형, 만성적인 캔디다증, 질염, 성병 등입니다. 필자는 미국 연수 시절에 생리 주기나 피임약의 복용 등 호르몬의 불균형에 따라 전정염이 악화되고 통증이 심해진다는 연구 결과를 발표한 적이 있습니다.

이외에 여성이 너무 자주 씻는 것도 문제가 됩니다. 특히 질 세척은 위험합니다. 여성의 청결제는 질 외부만 사용해야 하는데 내부까지 세척을 하면 정상적으로 몸을 방어하는 균마저 사라져 질내 환경은 엉망이 됩니다. 그래서 미국 산부인과학회에서는 질내 세척을 하지 말도록 경고하고 있습니다.

아울러 필자가 늘 강조해 왔듯 성교통에 윤활제만 쓰고 버티는 것도 잘못된 습관입니다. 이는 만성적인 속쓰림에 제산제만 복용하는 꼴과 같습니다. 위염·식도염·위암 등 실제 근본 문제가 있을 가능성은 내버려 둔 채 제산제로 버티다 보면 화를 키울 수 있는 것입니다.

전정염은 앞서 언급한 원인을 잘 교정하고 개선시키면 치료율이 상당히 높습니다. 그런데 전정염으로 진단한 경우, 아예 전정 부위를 통째로 제거하는 식의 시술을 기본으로 하는 경우가 국내엔 허다합니다. 이는 빈대 잡으려다 초가삼간 태우는 격입니다. 해당 시술은 어떤 치료에도 반응하지 않는 전정염에서 최후의 수단이며 극히 제한적이어야 합니다.

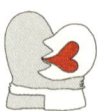

쇼핑이 더 좋아

최근 조사 결과에 따르면 미국 여성의 61%가 자신이 좋아하는 옷을 잃어버리는 것이 한 달 동안 섹스를 포기하는 것보다 더 속상하다고 답했다. 절반가량은 자신에게 만족감을 주는 옷이 섹스보다 더 성적 자신감을 준다고도 밝혔다. 얼핏 들어보면 여성은 섹스보다 새 옷을 더 좋아하는 것처럼 보인다.

전통적으로 남성보다 여성이 미용이나 성형, 패션에 민감하다. 물론 자기만족을 위해 여성이 스스로를 가꾸는 경우도 꽤 있지만 시각적 자극에 쉽게 지배되는 남성의 속성을 여성이 본능적으로 간파했다고 볼 수도 있다. 짝짓기 경쟁에서 우위를 선점하기 위해 본능적으로 새 옷이나 외모, 화장술 등의 시각적 요소에 많은 투자를 한다는 해석이 가능하다. 더 능력 있는 남성을 택하는 여성의 본능에 부응해 성공·권력·남성다움에 대해 집착하는 남성의 성향에 견줄 수 있다.

"이 옷 어때? 안 예뻐?"

모처럼 일요일에 좀 쉬려는데 아내는 남편을 끌고 쇼핑을 하려고 한다. 어쩔 수 없이 혼자 쇼핑을 갔다 와서도 사온 옷을 남편에게 보여주며 예쁘냐고 묻는다. 심혈을 기울여 고른 새 옷에 무뚝뚝한 반응을 보이는 남편에게 분노하는 아내의 행동은 모두 사랑받고 싶다는 욕구가 무의식에서 작용하고 있다.

요즘 아내가 부쩍 쇼핑에 매달린다면 남편의 사랑을 갈구한다는 신호가 아닌지 잘 살펴보자. 아내의 새 옷에 "오, 예쁜데!" 하고 뻔한 칭찬이라도 하면 도움이 되는데 남편들은 이런 행동을 '오버'라고 생각하고 닭살 돋는다며 싫어한다. 가끔이라도 아내의 쇼핑에 따라나서 보자. 마찬가지로 아내도 남편의 승진 문제를 함께 고민한다면 서로의 간극을 좁힐 수 있을 것이다.

쇼핑광인 아내를 탓하는 남편만큼이나 꾸밀 줄 모르는 아내를 무시하는 남편이 많다는 것은 참으로 아이러니다.

"내 아내는 전혀 가꿀 줄 모르고, 자기관리를 안 해요. 매일 체육복 차림인데 어찌 성욕이 생기겠습니까?"

부부 사이에서 일상생활과 섹스는 별개가 아니다. **이런저런 사소한**

일들을 공유하고 긍정적인 감정이 쌓이면 상대가 더욱 매력적으로 보이게 된다. 20대 같은 환상적인 S라인에 고운 피부, 조각 같은 얼굴이 배우자를 사로잡기 위한 필수조건은 아니다. 섹스를 안 하더라도 잠자리에 들 때 손이라도 한 번 더 잡아 주는 것이 성숙한 부부의 모습이다.

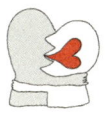

남편이 두려워요

"제발 우리 남편 좀 말려 주세요!"

쫓기는 사람처럼 필자의 진료실로 뛰어 들어온 40대 여성 C씨는 주로 섹스리스를 고민하는 대부분의 환자와 정반대의 문제를 호소했다.

"제 남편은 시도 때도 없이 덤벼서 너무 힘들어요."

C씨를 뒤쫓아 진료실로 들어온 남편은 씩씩거리면서 항변했다.

"아니, 내가 건강한 것도 죄야? 섹스 좀 자주 하는 것도 문제냐구. 당신은 날 사랑하지 않아서 거부하는 거야!"

C씨의 남편은 오히려 아내가 성기피증에 빠졌다면서 맹비난했다.

"지금 저는 남편의 도구일 뿐이에요. 매일 요구에 응하지 않으면 자신을 사랑하지 않는다고 화내고…….”

성욕이 좀 과하다는 것 자체는 큰 문제가 아니다. 하지만 상대를 전혀 배려하지 않고 오로지 자신의 욕구 충족에만 몰두하는 것은 위험하다. 왜 그러한 행동을 하는지 분석하고 심리 치료를 반복하던 어느 날, C씨의 남편이 고개를 떨어뜨리며 입을 열었다.

"아내가 날 더 이상 사랑하지 않을까 봐, 나를 떠날까 봐 늘 두려웠어요."

그는 어린 시절 부모의 이혼으로 어머니와 헤어져 살았다. 아내가 어린 시절의 어머니처럼 떠나 버릴까 봐 섹스로 묶어 두려 했던 것이다. 하지만 이런 행동은 오히려 아내로 하여금 그를 거부하게 만들 뿐이었다. 아내의 컨디션은 고려하지 않고 거칠게 몰아친 탓에 C씨는 심한 성교통까지 겪고 있었다.

섹스 중독증은 지나치게 섹스에 집착해 일상생활에 문제를 일으킬 정도로 병적인 상태를 말한다. 알코올 중독이나 도박 중독의 심리 상태와 유사성이 있다. 강박증, 조울증과 우울증, 불안증에서도 섹스 중독이 나타날 수 있다. 노년의 경우 치매 초기 단계에서 섹스 충동을 조절하지 못할 때도 있다. 흔하진 않지만 남성 호르몬이 과도하거나 뇌에 이상이 있어도 섹스 중독증이 나타난다.

C씨의 남편처럼 아내를 대상으로 섹스 중독 현상을 보이는 경우도 있지만, 우리 주위엔 외도나 성매매 등 배우자 이외의 성행위에 몰두하

는 사람이 더 많다. 게다가 죄책감도 전혀 느끼지 않는다. 배우자의 기분이나 상태에 아랑곳없이 자신만의 만족을 위해 일방적인 섹스를 하는 사람들도 문제다. 배우자가 거부하는데도 자신의 욕심만 채우려는 섹스는 엄밀히 말해 성폭력이다.

정서적으로 메마른 기계적인 섹스도 문제이다. 섹스를 할 때마다 항상 상대를 지고지순하게 사랑하는 상태가 되기는 힘들 수 있다. 하지만 그렇다고 상대에게 자신의 메마른 감정을 드러내서는 안 된다. **상대의 몸과 마음을 배려하지 않고 자신의 욕심만 채우려 하는 것을 어찌 건강하다고 할 수 있겠는가.**

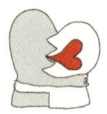

출산 후에 멀어진 그녀

"아이가 돌이 지났는데도 아내는 애뿐입니다."

1년 전 40대 초반에 늦깎이 아빠가 됐다고 펄쩍펄쩍 뛰며 기뻐했던 K씨. 노총각이 띠동갑 아내와 결혼한다며 부러움 반 우려 반의 시선을 받았던 그에게 허니문 베이비인 첫아이는 그야말로 행복의 결정체였다.

"아, 그때야 기분 끝내줬죠. 그런데 제게 이런 시련이 올 줄 누가 알았겠습니까?"

출산 3개월 만에 성행위를 시도했는데 아내가 아프다고 호소하는 바람에 성생활이 뚝 끊겼다는 것이다. 당시에도 K씨는 필자에게 상담을 했고 출산 직후와 모유 수유 때 여성은 흔히 성교통을 겪는다고 답했다. 수

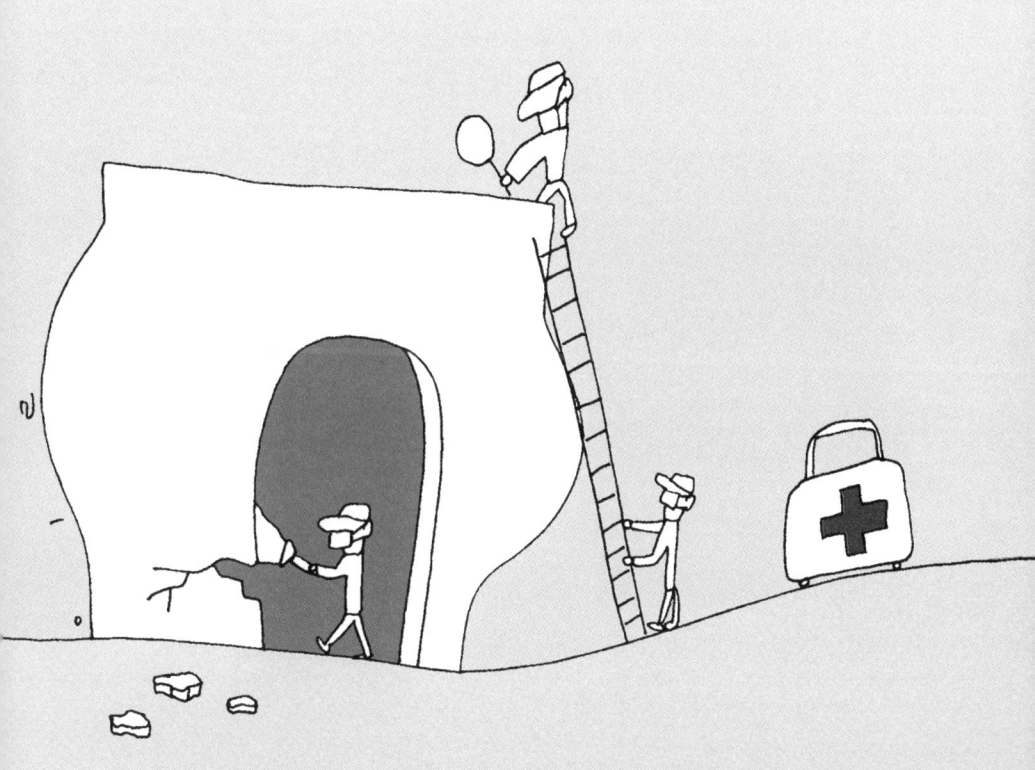

만약, 아내가 자녀양육 부담이 줄었는데도 성을 기피한다면
출산으로 인한 성교통이나 성기능 손상 때문이 아닌지 검진해 보고
재활치료를 받을 필요가 있다.

유 중에는 '프로락틴'이라는 유즙분비 호르몬이 증가하는데 이것이 성호르몬을 억제해 성욕이 떨어지고 여성의 질 내부가 성행위를 견디기 어려울 만큼 연약해진다. 그 말을 듣고 K씨가 반년을 더 참았는데 그의 아내는 여전히 성행위를 기피한다는 것이다.

"제가 하도 불만을 토하니까 아내가 마지못해 응하기는 해요. 그런데 하나도 안 좋은 표정에다가 아프다고 인상까지 찌푸리는 거예요."

K씨는 출산 뒤 아내의 질이 커진 것 같다고 했다. 자연분만에 회음부 절개술을 받았던 K씨의 아내를 검진했더니 질 근육의 탄력성과 감각신경이 극도로 훼손되어 있었다.

출산으로 인해 여성의 질 근육이 훼손되면 성행위 때 성기가 적절하게 밀착되기 어렵다. 그 때문에 성행위의 즐거움이 줄고 흥분할 때 나오는 분비액도 감소한다. 흥분반응의 극치인 오르가슴에 도달하기도 어려워진다. **K씨의 아내처럼 질 근육이 손상된 여성들에겐 성행위가 즐겁지 않고 마치 노동처럼 느껴진다.** 질 근육이 손상되면 요실금의 위험성도 높아지고 성행위를 할 때 질에서 방귀 같은 소리가 나기도 한다. 밀착력이 떨어지면 상대 남성도 성행위 때 성감이 떨어질수 있다.

이런 문제를 해결하기 위해 질 근육의 탄력성은 제쳐두고 질의 크기를 무조건 줄이는 시술을 하는 경우도 있는데, 성의학적 관점에서 그리 바람직하지 않다. 애초에 질은 근육에 둘러싸인 항문처럼 크기가 정해져 있지 않은 기능성 공간일 뿐이다. **남녀 모두 질의 크기가 커졌다고**

느끼는 경우는 대부분 질 근육의 탄력성이 떨어진 것이다. 느슨해진 질 근육의 탄력성을 회복시키기 위해 바이오피드백 등 재활치료를 하는 것이 바람직하다. 케겔운동을 꾸준히 하는 것도 일부 도움이 된다.

출산 뒤 아기를 키우느라 몸과 마음이 힘들어서 성행위를 기피하는 경우도 있지만 성기능이 손상된 경우가 더욱 많다. 만약 자녀양육 부담이 줄었는데도 성행위를 계속 기피한다면 성교통이나 성기능 손상에 따른 성적 즐거움의 감퇴 때문이 아닌지 검진해 보고 결과에 따라 치료를 받을 필요가 있다.

사랑스러운 아내가 성행위를 기피한다고 나를 더 이상 사랑하지 않는 것이 아닌가, 혹시 우선순위에서 아이에게 밀린 것 아닌가 염려한다면 소심한 남편이다. 내 아내가 사랑하는 아이를 낳다가 영광의 상처가 생긴 것은 아닌지 함께 고민해 보는 것이 바람직하다.

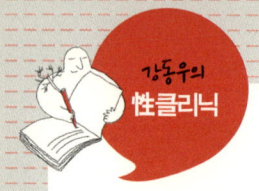

피임약, 섹시함을 위협한다?

 아내가 몇 년째 피임약을 복용하고 있습니다. 듣기로 피임약을 오래 복용하면 성기능에 문제가 생긴다던데 걱정입니다. 피임약 복용으로 인한 부작용에 대해서 자세하게 알려 주세요.

 1960년 경구피임약의 출현은 여성들을 임신의 공포로부터 해방시키고 자유로운 성생활로 이끈 혁명적 사건이었습니다. 비슷한 시기에 음핵 오르가슴을 강조한 마스터즈와 존슨 팀의 성의학 연구로 여성의 성적 만족에 반드시 남성이 필요한 것은 아니라는 개념까지 득세했죠. 음핵 역할론과 경구피임약은 60년대 여성 해방운동의 불을 지핀 일등 공신입니다.

적어도 피임이라는 현실적 효과와 편리성에서 경구피임약은 상당히 우수한 방법임에 틀림없습니다. 하지만 인체의 자연스러운 호르몬계를 교란하고 장기 복용에 따라 유방암이나 혈전증, 심장병의 위험을 키운다는 부정적 측면도 있습니다. 최근 미국 식품의약국(FDA)은 피임약의 혈전 위험성을 경고하면서 특히, '드로스피레논(drospirenone)'이 함유된 피임약의 경우 혈전 위험성이 2~3배나 높다고 확인했습니다.

그러나 그 어떤 부작용보다 피임약의 아킬레스건은 바로 성문제입니다. 과거 여러 연구에서 꾸준히 밝혀져 왔듯 피임약에 따른 호르몬계 교란은 성욕 저하, 분비 저하, 성교통 등 성기능에 여러 모로 부정적인 영향을 끼칩니다. 그런데 이런 경우 약만 끊으면 성기능이 회복될 거라고 여겼습니다.

하지만 필자가 참여했던 2005년 하버드대와 보스턴대의 공동 연구에서 피임약을 끊어도 호르몬계의 교란은 회복되지 못하고 부작용이 지속될 수 있음이 처음 밝혀졌습니다. 또한 필자의 연구팀은 여성 성교통의 절반을 차지하는 '전정염'이 호르몬의 불균형과 연관되며 그 배경엔 피임약도 관련됨을 확인했습니다.

더욱 흥미로운 점은 피임약이 이성 간의 짝짓기와 성적 매력에 방해요소가 된다는 연구 결과입니다. 이성 간의 끌림은 상당 부분이 심리적 요소와 우리가 의식하지 못하는 화학반응에 의해 좌우됩니다. 그런데 이런 화학반응이 호르몬제제 피임약에 의해 억제될 수 있습니다.

흔히 여성은 배란기에 더욱 남성성이 강한 존재에게 끌리거나, 자신의 면역체계 유전자(MHC)와 가장 다른 유전자를 가진 남성을 본능적으로 선호하여 유전적으로 면역 기능이 강한 2세를 갖게 됩니다. 그런데 피임약을 사용한 여성에게서 그런 성향이 관찰되지 않았습니다.

이뿐만 아니라 여성은 생리주기에 따라 체취가 달라지고 배란기가 되면 본능적으로 성적 매력과 성적 욕구가 화학적 신호를 남성에게 전달합니다. 그런데 경구 피임약을 복용하는 여성의 경우 남성들이 그런 성적 매력을 느끼는 데 제한을 받는 것으로 드러났습니다. 이는 피임약을 사용하는 여성의 경우 화학적 신호를 더 이상 보낼 수 없어서라고 과학자들은 추정합니다.

피임약은 피임의 효과에서는 나무랄 데가 없습니다. 그러나 너무 인공적인 방법으로 내 몸의 자연 섭리를 뒤집어 놓으면 그만큼 대가를 치러야 합니다. 특히 성과 관련된 문제에서는 더욱 그렇습니다.

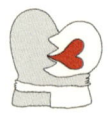

아내는 명배우

"나도 저 여자가 먹는 것과 똑같은 것 주세요!"

식당에서 여주인공 샐리가 오르가슴 연기를 기막히게 해내자 이를 보던 옆 테이블 할머니가 같은 메뉴를 달라며 외친다. 로맨틱 코미디 영화의 고전이 된 〈해리가 샐리를 만났을 때〉의 명장면이다.

남녀관계에 대해 늘 갑론을박하던 해리와 샐리. 식사 중에 해리가 자신은 여자를 100% 만족시키며, 자신의 파트너 중에는 오르가슴을 가장했던 여자가 한 명도 없었다고 주장하자 샐리가 직접 어떻게 가짜 오르가슴 연기를 하는지 보여 준다. 이 장면에 많은 여성들이 공감했고, 또 수많은 남성이 해리처럼 당황했다. 혹시 내 여자도 좋아하는 척했던 것은 아닐까?

필자가 만난 K씨 부부는 한국판 '해리와 샐리'이다. 그는 아내가 목석처럼 누워만 있거나 그 반대로 처음부터 신음소리만 낸다고 불평한다.

"괴성만 질러대니 아내가 정말 좋은지 도대체 감을 못 잡겠고 연기하는 듯해서 오히려 흥분이 싹 가셔요."

그런데 아내도 불만이다. 아내는 가벼운 스킨십만으로도 좋은데, 남편은 오르가슴 여부에만 집착한다는 것이다.

"매번 좋았느냐고 확인해요. 난 꼭 오르가슴을 느끼지 않아도 상관없는데 오히려 눈치만 보니 성흥분에 몰입하지 못해요."

남성은 발기에서 사정까지 성반응 단계가 비교적 단순해 오르가슴 여부를 쉽게 알 수 있다. 이에 반해 여성은 오르가슴을 느꼈는지를 알기가 애매하다. 이 때문에 가장하기도 쉽다. 여성이 오르가슴을 연기하는 이유 중 하나는 상대 남성이 성취감과 만족을 느끼도록 하기 위해서다.

K씨처럼 아내의 오르가슴 여부에 집착하는 완벽주의적인 남편을 둔 아내는 남편이 실망할까 두려워 어쩔 수 없이 오르가슴을 연기하기도 한다. 가끔이라면 비록 연기라도 신음소리가 심리적 흥분을 고조시켜 오르가슴을 유발하는 데 오히려 도움이 될 수도 있다. 하지만 만약 성관계를 가질 때마다 여성이 오르가슴을 가장하면 이는 큰 문제이다. 아무리 해도 오르가슴을 느끼지 못하는 경우는 불감증, 즉 오르가슴 장애에 해당한다. 이를 방치하면 본인과 상대 남성의 만족도가 떨어져 성욕 저

하 등 이차적인 문제를 가져올 수 있으므로 치료를 받는 것이 좋다.

자신은 좋지도 않은데 남편이 재미없어 하고 바람을 피울까 봐 어쩔 수 없이 오르가슴을 연기한다면 그 여성은 상당히 불행한 상태라 하겠다.

K씨 부부 같은 이들의 성생활에선 매번 최고의 극치감을 느껴야 한다는 강박관념에서 벗어나 서로 함께 편히 즐기겠다는 생각을 갖는 것이 중요하다. 어떤 날은 내가 더 느낄 수 있고, 또 다른 날은 상대가 더 느낄 수 있다는 당연한 사실을 받아들여야 한다.

내 아내의 오르가슴 연기가 가끔이라면 너무 주눅 들거나 실망할 필요는 없다. 그만큼 아내가 나를 배려하고 사랑한다는 뜻이니까.

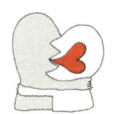

우렁신랑이 섹시하다

결혼 3년차 T씨 부부는 성문제로 각자 답답함만 토로한다. 남편 T씨는 아내가 신혼 때와 달리 신호를 보내도 핑계를 대거나 짜증만 낸다고 한다.

아내는 아내대로 남편의 접근방식에 불만이 많다. 그 분위기라는 게 뭔지, 남편이 느닷없이 끌어안는 게 싫다. 성행위를 하자며 옆구리를 쿡쿡 찌르는 것도 싫고 번쩍 들어 침대에 내동댕이치는 것도 너무나 싫다. 연애 때는 나름 섬세한 구애에 자칭 연애박사라고 하더니 요즘은 불쑥 혀를 들이대며 침 범벅을 만들거나 우악스럽게 거친 자극만 쏟아부으며 아내가 흥분하길 바란다.

흔히 관계에 익숙해지면 남성들은 너무 단순하고 즉흥적으로 성행위를 이끈다. 직접적이고 거친 스킨십에 아내가 달아오를 것이라 여긴다. 실제로 스킨십은 여성의 성흥분에 중요한 요소이긴 하다. **하지만 성 반응은 어디까지나 성욕기, 흥분기, 절정기의 단계를 거치는 게 자연스럽다.** 심신의 흥분기보다 이전 단계인 성욕기에는 지나친 육체적 자극만으로는 오히려 여성의 성반응이 억제될 수 있다. 이보다는 여성들이 말하는 분위기와 관련된 또 다른 요소들에 남성들이 좀 관심을 둘 필요가 있다.

"대체 어떻게 해야 아내의 성욕을 이끌 수 있습니까?"

해답은 과거의 여러 연구에서 힌트를 얻을 수 있다. 이전의 연구들을 보면 성관계 외에 평소 아내와 더 자주 친밀한 접촉을 가지는 남편들이 아내와 성생활도 원만하다. 그런 남성들을 관찰해 보면 집안일을 더 잘 도와준다는 연구가 있다.

캘리포니아 대학의 콜트레인 박사 팀의 연구 논문에 따르면 집안일을 2배로 하는 남성의 경우 이로 인해 더 나은 성생활을 할 가능성이 확인됐다. 남편의 집안일 배려에 아내의 결혼 만족도와 행복감이 증가하고 부부갈등도 감소하는 측면은 당연하다. 이 때문에 콜트레인 박사는 남편의 집안일 기여도와 성관계 빈도는 비례하는 것으로 보인다고 해석하고 있다.

이외에도 심리학자인 콜맨 박사는 부부가 집안일을 공유하는 것 자체가 성관계 횟수와 여성의 성적 수용을 증가시킬 수 있다고 했다. 아내는 집안일을 도와주는 남편에게 더 큰 성적 관심과 애정을 느낀다는 것이다. 그런 면에서 요리를 하는 남성의 모습에 성욕을 느낀다는 여성의 흔한 표현이 틀린 얘기는 아니다.

"성생활을 더 하고 싶으면 집안일을 도와달라고?"

한국 남성들은 이런 연구 결과에 볼멘소리를 많이 한다. 회사일 때문에 힘들어 죽겠는데 성행위 한번 하려고 또 집에 와서까지 일까지 해야 하느냐는 말이다. 그러나 집안일을 돕는다는 것이 굳이 매일 일거리를 나눠 많이 해 주라는 말과는 다르다. 물론 그렇게 한다면 더할 나위 없이 좋지만 적어도 성행위를 원하는 때엔 신호를 직접적인 육체적 자극으로 보낼 게 아니다. 요리나 설거지를 도와주고 옷가지를 함께 정리해 주는 자상한 모습에 여성은 쉽게 끌릴 수 있다.

필자 앞에서 자신이 성 박사라고 자화자찬하는 남성들은 대부분 말초적인 성적 기교만 자랑한다. 하지만 여성의 성심리를 제대로 잘 이해하는 남성이 진정한 고수이다. 전통적인 관념에 집착해서 가사일 돕는 것을 자존심 상해 하고, 우렁각시의 손길만 기다리는 남성들은 반성하길 바란다. **아내와의 성생활에 자연스러운 시동을 걸기 위해선 가끔은 남편이 '우렁신랑'이 되어야 한다.**

밥만 먹고 사는 여자?

"연애할 땐 뜨거웠어. 손끝만 닿아도 흥분되고……. 의무감이 아니라 정말 좋아서 관계했고 꽤 만족스러웠지."

자신이 섹스리스라며 상담을 자처한 친구의 말이다. 어느 순간 부부생활이 뜸해지더니 출산 후에는 '팍' 줄어 거의 안 한다고 한다.

"언제부턴가 남편이 나한테 손대면 너무너무 싫은 거 있지. 그래서 애들 핑계를 대고, 피곤하니까 내일 하자고 하고. 남편도 처음엔 짜증을 부렸지. 〈밥만 먹고 못 산다〉는 영화도 있다면서 나더러 '밥만 먹고 사는 여자'라고 투덜거려. 요즘엔 자기도 무안한지 말도 안 꺼내. 근데 이러다 혹시 남편이 밖에서 바람피우면 어쩌지?"

주변을 돌아보면 의외로 이런 여성이 적지 않다. 성욕이 줄고 성관계에 별 흥미가 없는 성욕 저하증은 여성에게 가장 흔한 성기능 장애인데 부부 섹스리스 문제의 큰 원인 중 하나이다.

여성의 성욕 저하증엔 다양한 원인이 있다. 권태기이거나 성생활이 매너리즘에 빠진 경우도 있다. 특히 임신과 출산 후 신체 변화나 성기 손상, 호르몬의 변화 때문에 잘 생긴다. 자녀 양육에 대한 신체적, 정신적 부담도 이유가 된다. 맞벌이라면 상황이 더욱 안 좋다.

갱년기 호르몬 감퇴나 갑상선 기능 저하증, 우울증 등 각종 심신 질환, 배우자의 외도나 고부 갈등, 경제적인 문제도 성욕 저하를 유발할 수 있다. 갈등이 깊어지면 '이런 대접을 받을 바에야 더 이상 상대하지 않겠다'는 식의 보복성 섹스리스도 나타난다.

원래 성기능에 문제가 있거나 분비 장애, 성행위 통증, 불감증 등으로 쾌감을 제대로 느끼지 못하거나 통증을 느끼다 보면 성행위가 싫어지는 경우도 있다. 이럴 땐 근본 원인인 성기능 장애를 고쳐야 성욕이 회복될 수 있다.

"성생활만 빼면 아무 문제도 없어요. 친구 같은 부부 사이가 뭐가 문젭니까?"

상대의 불평에 마지못해 병원을 찾은 배우자는 이런 항변도 자주 한다. **하지만 인식하지 못할 뿐, 성생활에 금이 가면 부부의 인간관계도 곪고 있다고 보는 것이 옳다.**

남편이 '난 알아서 해결하니 상관없다'는 식이 될 수도 있지만 결국에는 섹스리스의 피해를 보게 된다. 부부관계가 소원해지면 아내는 자녀들과 더욱 밀착되고 이로 인해 남편은 가정에서 고립되기도 한다. 안 하고 살면 당장은 편할지 모르나 언젠가는 심리적 거리감에다 공허감에 빠지게 되고 몸이 녹슬면서 더욱 섹스리스를 재촉하는 악순환에 빠진다. **성생활을 활발히 하는 부부가 남녀 모두 더 오래 살고 건강하다는 보고가 많다.**

부부에게 '사랑'과 '성'은 양쪽 날개와 같아 한쪽 날개로만 날 수 없다. 섹스리스에 빠진 당사자들이 무턱대고 배우자의 부정(不貞)을 의심할 때도 있다. 하지만 더 큰 문제는 섹스리스 상황과 그 원인을 부정(否定)하는 것이다. 왜 우리 부부가 이 같은 섹스리스 상태에 빠졌는지 진지하게 생각해 봐야 한다.

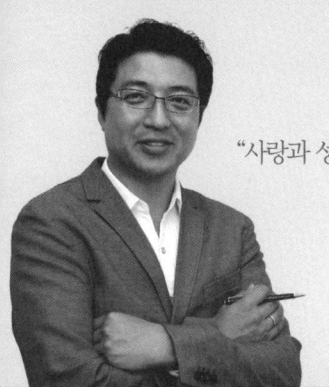

"사랑과 성, 한쪽으로 치우치면 날 수 없는 양쪽 날개 같은 것"
"같지만 서로 다른 남과 여의 비밀"

PART 5

굿바이, 트러블

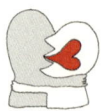

구제불능은 없다

"다들 그렇다는데 이거 왜 이러십니까?"

성미 급한 C씨는 필자에게 소리치기 급급했다. 아내의 오랜 설득에 겨우 진료실을 찾은 C씨. 술자리에서 가끔 성생활 얘기를 안주 삼는데 친구들도 아내와는 성생활을 안 하더라며 큰소리였다. 하지만 이는 어디까지나 섹스리스 남성들의 흔한 주장으로 확률상의 오류일 뿐이다. 국내엔 섹스리스 부부가 3분의 1에 해당될 만큼 많다 보니 유유상종, 너도 그렇고 나도 그렇다며 합리화한다. 특히 이런 남성들은 혼외정사엔 멀쩡한 성 기능을 보이니 자신은 아무런 문제가 없고 전부 아내 탓이라는 공통된 변명을 늘어놓는다.

C씨는 그런 면에서 더더욱 최악이다. 치료를 거부하며 버티다가 마지못해 모처럼 성행위를 시도했지만 그의 성반응, 특히 발기 반응이 부실했다. 며칠 후 C씨는 아내에게 뜬금없이 큰소리를 쳤다. 성매매 업소를 다녀왔는데 거기서는 멀쩡했다며 감히 아내에게 자랑까지 한 것이다. 그에겐 성매매라는 비난받을 사실보다 나는 문제없다는 자기방어가 더 중요했다.

C씨처럼 구제불능인 환자를 치료할 때 필자는 가장 힘들다. 치료의 가장 큰 걸림돌이 환자가 자신의 문제를 인식하지 못하는 것이다. C씨를 분석해 보면 말 그대로 '먹고 자고 일하는 것'밖에 모르는 남자다. 그의 성장 스토리도 오로지 목표와 성공에만 몰입돼 있다. C씨에게 성생활은 편하고 즐겁고 쾌감에 친밀감과 유대감까지 얻는 훌륭한 인간관계란 개념은 전혀 없다. 성생활은 그저 일의 연장, 아내를 즐겁게 해 줘야 하는 또 다른 일일 뿐이다.

그렇다 보니 아내와 교감하면서 박자를 맞춰 서로 스킨십을 주고받는 게 귀찮다. 그런 C씨의 마음속에 남아 있는 성생활은 고작 성매매가 전부이다. 성매매 때는 가만히 누워 서비스만 받으니 자연스러운 성행위와 점점 멀어진다. 더 이상 아내와의 성행위 시 흥이 안 난다. 흥이 안 나니 발기 반응도 부실하다. 그런데 C씨는 이 모든 탓을 아내에게 투사할 뿐이다.

먹고 자고 일하는 것이 인생의 전부가 아닌데, C씨에겐 그것이 전부이다. 한마디로 삶의 또 다른 요소인 즐거움과 휴식을 모른다. 즐기고 쉬는 것 자체가 생존에 급급한 C씨에겐 애초에 없는 단어다. 그에게 성에 관한 즐거움은 고작 성매매를 통한 동물적 배설이 전부다. 또 휴식은 그저 주말에 잠만 퍼 자는 게 유일하다. 사실은 이보다 훨씬 고차원적인 휴식이 바로 배우자와의 성생활이다. 성행위의 쾌감 이후 이어지는 충분한 이완 현상은 훌륭한 휴식의 지름길이다.

삶의 질에 있어서도 먹고 자고 일하는 3박자가 아니라, 거기에 즐기고 쉬는 것을 보태 5박자가 맞아야 행복할 수 있다. C씨는 그동안 경쟁과 생존 위주의 3박자에만 치중했던 우리 문화나 교육 방식의 불행한 산물인 셈이다. 소중한 대상과 적절한 친밀감을 갖는 인간관계의 교육이 빠진 것이다. 적어도 생존에 급급했던 시절은 그랬을 수 있다.

하지만 이제는 삶의 질에 비중을 맞춰야 할 시대이다. **부부 사이의 안정적인 인간관계와 이에 이어지는 적절한 성생활은 다른 무엇보다 중요한 삶의 질을 결정하는 요소이다.** 이는 배우자와의 성생활이 원만한 사람이 스트레스도 덜 받고 건강하며 오래 산다는 연구 결과에서도 여러 차례 입증됐다.

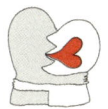

몇 살까지 가능할까?

"꽤 오래된 막걸리집이 있는데, 그리로 가지. 그곳엔 세월도 느껴지고 분위기에 취하거든."

근래 필자는 주변 사람들의 모임에 묘한 변화를 직감하고 있다. 몇 년 전까지만 해도 화려한 밤문화에 "끝장을 볼 때까지 마시는 거야!" 라고 외치며 호기를 부리던 선후배들이 사십대 중반에 다다르면서 생긴 변화이다.

게다가 술자리 안주로 빠지지 않는 성담론도, 무협소설 같은 연애담에 기고만장 허풍을 떨거나 부러워하던 모습도 식었다. 요즘은 성기능이 옛날 같지 않은데 몇 살까지 성생활이 가능하고 어찌하면 잘 유지할 수 있느냐는 아주 진솔한 질문과 귀를 쫑긋 세우고 필자의 답변을 기다리는 진지한 눈빛을 자주 접하게 된다. 한마디로 나이가 들고 있다는 증거이다.

최근 미국에서 성생활의 기대 수명에 대한 흥미로운 연구 논문이 나왔다. 시카고 대학이 6,000명을 대상으로 한 연구에 따르면 현재 30세 남성의 경우 수명은 평균 45년 정도 남아 있는데, 성생활은 대략 35년 정도 더 가능한 것으로 판단되었다. 같은 나이의 여성은 50년 정도 수명이 더 남았지만 성생활 수명은 남성보다 4년이 짧은 31년 정도 가능했다. 남성은 30세 이후 삶의 78% 기간, 여성은 여생의 61% 정도 기간에 성행위가 가능한 것으로 해석된다. 즉, 여자가 남자보다 더 오래 살지만 실제 성생활의 기대 연령은 여성이 더 짧은 것이다.

남녀의 섹스 수명 차이는 나이가 들어감에 따라 그 격차가 더욱 벌어진다. 55세의 중년 남성은 평균 15년 정도 더 성생활을 하며, 같은 나이의 여성은 평균 10년 정도로 나타났다. 또 75세 이후엔 남성의 41%가 성생활을 즐기는 데 반해 여성은 17%로 급격히 쇠퇴한다. 그나마 노년기 성생활에서 여성들은 절반이 성생활에 만족하고 남성들은 3분의 2가 만족하고 있다는 결과는 고무적이다.

해당 논문에서 필자의 시선을 사로잡은 것은 또 다른 메시지 둘이다. 첫 번째는 결과를 재분석해 보았더니 부부가 함께 사는 시기에 남녀의 성생활 만족도는 남녀 차이가 상대적으로 크지 않더라는 것이다.

여자가 남자보다 더 오래 살지만
실제 성생활 기대 연령은 여성이 더 짧다.
남녀의 섹스 수명 차이는 나이가 들어감에 따라
그 격차가 더욱 벌어진다.

또 여성은 더 오래 살긴 하지만 남성 배우자와 사별한 후엔 성이 급격히 감퇴할 수밖에 없는데, 그만큼 부부가 함께할 수 있는 시간이 중요하다는 것이다.

두 번째는 신체적으로 큰 질병이 없는 사람이 남녀 모두 두 배 가까이 성생활을 더 할 수 있었다. 건강한 중년 남성은 그렇지 않은 남성에 비해 5~7년 더 성생활을 하며, 여성의 경우 3~6년이 늘어난다고 한다. 결국 건강을 잃으면 성생활은 5년 정도 짧아진다는 이야기다.

최근의 이 연구 결과를 과거 10년 전의 연구 결과와 비교했더니 중노년층의 성생활 수명이나 만족도가 상당히 개선된 점도 확인되었다. 기본적으로 의학의 발전이 건강과 평균 수명의 연장에 공헌했으며, 특히 성기능 장애를 다스리는 성의학이 눈부시게 발전한 결과이기도 하다.

오늘도 간단히 막걸리 한잔에 젊을 때보다 일찍 귀가하는 선후배의 뒷모습이 필자의 눈에 외롭고 힘들어 보이는 것만은 아니다. 적어도 건강을 잘 관리하고 부부 사이에 성생활을 유지하고 있다면 말이다. 그래도 뭔가 성문제가 있다면 이를 개선할 수 성의학적 접근법은 충분히 있다. **성은 20~30대의 전유물이 아니며, 중년층 이후에서도 삶을 더욱 맛깔스럽게 만드는, 중요한 양념이다.** 그것도 배우자와 함께라면 더욱 그렇다.

진실의 입

1953년 개봉된 영화 〈로마의 휴일〉은 여배우 오드리 헵번을 아카데미 여우주연상에 올려놓았던 명작이다. 엄격하고 빠듯한 왕실의 일정에 지친 앤 공주는 로마 방문 중 숙소를 몰래 빠져나와 24시간의 자유를 만끽하게 되고, 그녀는 별 볼 일 없던 기자 브래들리와 우연히 만나 짧은 데이트를 즐기게 되는데…….

영화의 명장면 중 하나이자 관광 명소인 '진실의 입' 석상은 바다의 신 트리톤의 얼굴이 새겨진 커다란 대리석 원반이다. 거짓말쟁이가 손을 넣으면 먹어 버린다는 전설이 전해진다. 영화에서 브래들리는 '진실의 입'에 손을 불쑥 집어넣고선 마치 손이 잘린 듯한 시늉으로 앤 공주를 놀라게 한다.

필자의 오랜 생각 중 하나는 부부의 성문제에서도 '진실의 입'이 꼭 필요하다는 것이다. 아무리 사랑해도 애초에 서로 다른 남녀가 만났는데 처음부터 궁합이 척척 맞을 순 없다. 궁합은 처음부터 정해진 게 아니라 서로 맞춰가다 보면 첫 느낌과는 너무나 판이하게 좋아지거나 나빠질 수도 있다. 그런데 상당수의 부부가 성행위 직후 나누는 대화는 아래와 같은 경우가 허다하다.

남편: (오늘도 만족했길 바라면서) "좋았어? 느꼈어?"

아내: (속으로 아쉬워하면서도) "응……. 그래, 좋았어."

과연 표현 그대로일까? 많은 부부가 그때그때의 성적 만족도가 달라질 수 있다는 사실을 인정하지 않는다. 특히 이런 현상은 성적 극치감인 오르가슴 문제에서 두드러진다. 남성이야 성적 극치감이 사정이라는 신체 현상으로 표출되니 뚜렷하지만 여성은 그렇지 못하며, 매번 오르가슴이 일어나는 것도 아니다.

여성에겐 성행위 중의 리듬과 만족도가 더 중요한데도 남성들은 오로지 아내가 오르가슴을 느꼈는지에만 몰두한다. **그날 느끼지 못했다면 아내는 전혀 좋아하지 않는 것이고 그 성행위는 무조건 실패라 여기는 것은 남성의 지나친 확대 해석이다.** 여성도 그저 남편이 실망할까 봐 진실을 숨기는 것은 잘못이다.

이런 면에서 부부의 성생활에 꼭 필요한 것은 바로 적절한 수준의 솔직

한 피드백이다. 성생활에 대한 진실된 피드백은 신혼 초기부터 이뤄질수록 좋다. 상대를 배려한다는 미명 아래 선의의 거짓말이 반복되다 보면 오히려 부부간의 성 갈등은 악화될 수 있다. 그래서 결혼 10년, 20년째 한 이불을 덮고 자는 부부임에도 상대방의 성적 취향이 어떤지, 어떤 자극을 원하는지, 어찌 반응하는지 제대로 모르는 엇박자 부부가 너무 많다.

이런 엇박자 부부를 치료할 때 서로에게 적절한 피드백이나 요구를 해보라고 지시하면 당황해한다. 그런 피드백이 상대방을 위축시키거나 좌절시킬 것이라 여겨 피하는 것이다. 하지만 치료 과정 중에 적절한 수준의 요구와 피드백 등에 익숙해지면 상호 원하는 바와 부족한 것을 더욱 잘 이해하게 돼 성생활 팀워크는 드라마틱하게 좋아지기도 한다.

반면 진실의 피드백이 이뤄지지 못한 부부는 결국엔 성적 권태기에 빠진다. 지금이라도 늦었다 체념 말고 성생활에 '진실의 입'을 가지길 바란다. 진실과의 직면에 당장은 상처를 소독하듯 쓰라리겠지만 상처가 아물고 나면 부부는 최상의 팀이 될 수도 있다. 그보다 더 심한 경우는 전문가의 몫이다.

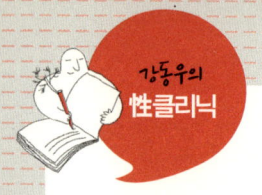

에이즈보다 무서운 병

 얼마 전, 남편에게 성병이 옮았습니다. 특수한 사람들만 걸리는 병이라고 생각했는데 충격이 큽니다. 성병이 생각보다 흔하고 무섭다던데 사실인가요?

 12월 1일은 세계 에이즈(AIDS)의 날입니다. 1981년 미국에서 첫 에이즈 환자가 학계에 보고된 후 전설적인 록그룹 퀸의 프레디 머큐리, 미국의 명배우 록 허드슨 등 유명인들이 에이즈로 사망하면서 인류는 살인 바이러스의 공포에 휩싸였죠. 에이즈 진단은 곧 죽음을 의미하던 시절도 있었지만 이제는 생존율이 상당히 높아졌습니다. 여기엔 의학적 발전의 영향도 컸고 레드 리본 달기 운동으로 대변되는 에이즈 퇴치 운동도 큰 역할을 했습니다.

그런데 우리가 주의를 딴 데 둔 사이 다른 성병은 더욱 창궐하고 있습니다. 필자는 성병과 관련된 일을 겪을 때마다 가엾은 여성 환자 J씨가 떠오릅니다. 그는 에이즈 환자는 아니었지만 남편의 끊임없는 외도에 따른 온갖 성병으로 여러 병원에서 치료를 받았습니다. J씨의 남편은 난 아무 증상도 없고 콘돔도 열심히 사용했다고 주장하며 성병 치료는 철저히 거부했습니다. 콘돔으로 모든 성병이 예방되는 것이 아니란 사실을 J씨의 남편은 부정했던 거죠. J씨는 성병 감염과 치료를 반복하다 결국 만성 골반 감염으로 자궁을 통째로 들어내야 했습니다. 그 후 J씨가 겪은 우울증과 분노는 삶의 막바지까지 따라붙었습니다.

최근 미국의 질병예방본부(CDC) 보고는 시사하는 바가 큽니다. 치료가 쉬운 성병인 데도 불구하고 클라미디아, 임질, 매독은 여전히 만연하고 있습니다. 특히 매독은 거의 사라졌다가 최근 다시 증가하고 있습니다. 제일 흔한 성병인 클라미디아는 2007년 110만여 명, 2008년 120만여 명으로 급속히 증가했고 임질은 33만 7000여 명, 매독은 2007년에 비해 18% 증가한 1만 8500여 명의 환자가 발생했는데 특히 여성에게서 36%나 증가했습니다. 전문가들은 그 원인이 문란한 성생활, 즉 본인 또는 그 배우자에게 성 파트너 수가 증가했기 때문이라고 분석합니다.

미국의 통계에 대해 단순히 미국에 성병 환자가 많고 미국 사회가 문란하다고 여긴다면 대단한 오해입니다. 오히려 우리보다 통계가 정확하고 그만큼 치료를 많이 받기 때문에 환자 수가 많아 보일 뿐이죠. 우리나라의 성병 현실은 더 나쁠 수도 있습니다. 외도나 성매매 빈도가 아주 높기 때문입니다.

필자의 진료실에도 증상이 없으니 전혀 성병인 줄 모르고 있거나 문란한 배우자의 외도나 성매매 문제로 성병이 확인되는 사례가 아주 많습니다. 특히 이런 남성 중에는 "아내와 무슨 재미가 있단 말이냐"며 성매매를 당연시하거나 "여자친구는 다들 있는 것 아니냐"고 뻔뻔한 말을 하는 사례도 꽤 많습니다. 한마디로 성병의 위험성은 콘돔 사용 여부도 중요하지만 성 파트너 수가 훨씬 중요합니다.

또 종합검진을 통해 혈액 검사나 소변 검사를 했고 그 결과 정상이었으니 성병이 없다고 착각하는 사람도 많습니다. 일반 소변 검사는 성병의 유무를 보는 것이 아닙니다. 혈액 검사나 소변 검사가 정상이라도 성병일 가능성은 있으며 유전자 검사 등 좀 더 정밀한 검사를 요합니다. 문제는 증상이 뚜렷하지 않다 보니 스스로 확인하고 치료받는 경우가 적어 성병이 만성화한다는 점입니다. 성병에 대한 인식의 변화가 필요한 때입니다.

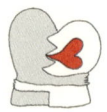

부비부비 조심하세요

최근 일부의 퇴폐문화로 논란거리가 되었던 젊은이들의 클럽은 '부비부비춤'이 대명사로 통한다. 남녀가 몸을 비비는 춤으로 관심을 표하고 상대의 호응 여부에 따라 맘에 드는지 판단한다고 한다. 필자는 젊은이의 부비부비춤을 보면 몇 달 전에 만났던 한 부부의 사연이 떠오른다.

"박사님, 이게 누구 탓인지 제발 좀 가려 주세요."

결혼 3년차 J씨의 아내는 무척 격앙된 목소리로 요구했다. 이에 질세라 J씨의 반격도 만만찮았다.

"생사람 잡아도 유분수지, 아내는 제가 나쁜 짓 했다고 몰아세웁니다."

자초지종을 들으니, 최근 성행위 후 J씨 아내는 가려움증과 분비물 이상 증세를 보였고, 곧 질염이라는 진단을 받았다. 그래서 치료를 받고 좋아졌는데 성행위를 하면 질염이 계속 재발했다. 결국 아내는 J씨의 외도를 의심했다. 반면, 전혀 외도한 적이 없는 J씨는 아내가 사고를 쳐놓고 잘못을 모두 자신에게 덮어씌운다고 항변했다.

검진 결과 다행히 부부 모두 심각한 성병은 없었지만 J씨 아내에게선 세균 감염에 따른 질염이 확인되었다. 이에 찬찬히 그들의 성생활을 훑어보니 문제는 잘못된 습관에 있었다. 즉 J씨 부부는 전희 과정의 막바지 삽입 직전에 서로 성기를 거칠게 비비곤 했다. 특히 아내의 가장 강력한 성감대가 클리토리스이기에 J씨는 클리토리스를 중심으로 자신의 성기를 비벼 아내를 흥분시켜 왔다. 아내가 점점 더 강한 자극을 원하다 보니 더 거칠게 비벼댔고 그 범위도 클리토리스 중심에서 질 입구, 심지어 회음부를 지나 항문 부위까지 자신들도 모르게 마찰자극을 주고받았던 것이다. 그런데 항문 주변부에는 대장균 등 잡균이 많이 존재한다. J씨가 아내의 항문 주변부에 닿았던 성기를 그대로 질 속으로 삽입하면서 각종 균을 고스란히 질 속으로 전달했던 것이다.

이런 잡균 감염에 따른 질염이나 요도염은 다른 이유로도 발생한다. 서투른 성생활 초기에 질 입구를 제대로 찾지 못해 본의 아니게 항문에 닿는 경우도 많고 발기부전의 남성이 삽입에 필요한 강직도가 충분하지 못해 질 입구에서 헤매다 보면 그럴 수 있다. 또 다른 체위에 비해 후배위를 시도할 때 이런 문제가 생길 확률은 높다. 그렇다고 후배위는 위험하니 피해야 한다는 건 지나친 확대 해석이다. 이 외에도 카섹스 등 청결관리를 제대로 못한 채 좁은 장소에서 성행위를 하다 보면 성기가 엉뚱한 곳에 닿아 문제를 야기할 수 있다.

물론 성행위 전 성기나 항문 주변부를 청결하게 씻는다면 이런 위험성을 크게 줄일 수 있다. 그러나 J씨 부부처럼 너무 거칠게 비벼대다 보면 위험성은 커진다.

물론 이보다 훨씬 더 위험한 것은 불건전한 성행위이다. 혹자는 삽입시 콘돔만 끼면 안전할 것이라 믿지만 그렇지 않다. **어느 한쪽이 성병이 있다면 흥분 상태의 분비물에도 성병균이 존재하기 때문에 삽입 전에 성기를 비비는 행위만으로도 얼마든지 성병은 감염될 수 있다.**

성병이 없는 남녀 사이라 하더라도 앞서 언급한 '부비부비' 부부의 사연처럼 거칠게 성기를 비비는 행위는 조심하는 것이 위생적으로 현명하다. 아무리 흥분된다고 하더라도 너무 거칠게 성기를 부비부비하지는 말기를 바란다.

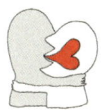

들킬까 봐 두려운 밤

"당장 그만두지 못할꼬!"

가끔 필자는 TV 사극을 보다가 화면 속에 뛰어들어 호통치고 싶은 경우가 있다. 바로 신혼 첫날밤 장면이 나올 때이다. 연지곤지 갑순이와 사모관대 갑돌이의 혼례가 끝나면 둘은 드디어 신방에 든다. 그 가슴 뛰는 신방에 불청객들이 있으니 손가락에 침을 묻혀 가며 문의 창호지를 뚫어대는 얄궂은 사람들이다.

이른바 첫날밤의 '훔쳐보기' 풍습은 관음증의 재미로 여겨지겠지만 막상 주인공인 신랑신부는 부담 백배일 수밖에 없다. 부부의 성생활은 그들만의 비밀스러움이 보장돼야 하기 때문이다. 이 훔쳐보기 풍습에 옛날 꽤 많은 부부가 곤란을 겪었을 것이다. 그런데 오늘날의 부부들도 '들킬까 봐' 하는 불안과 긴장 때문에 성흥분을 제대로 못 느끼는 경우가 적지 않다.

들킬까 걱정하는 노출 불안은 성장기의 자위 때 흔히 시작된다. 자위 행위에 대한 죄책감에다 부모에게 들킬지 모른다는 불안이 겹쳐 급히 사정해 버리는 습관이 붙는다. **느긋하고 안정적인 성흥분을 익히지 못한 채 성반응은 조급한 패턴에 고착화될 수 있다.** 이런 패턴은 흥분 시 쉽게 사정하는 조루의 원인 중 하나이다.

또 시댁 식구 등 다른 사람과 함께 사는 경우 성생활의 비밀스러움이 보장되기 어렵다. 누군가 자신의 성행위를 은근히 눈치채고 있다는 불편감은 성흥분을 차단한다.

더욱이 부모 중엔 자식의 성생활이나 임신에 대해서까지 '감 놔라 배 놔라' 하는 사례도 꽤 있다. 그들은 자식을 염려하는 듯 보이지만 결국엔 참견하는 셈이다. 이런 시부모들은 아들 내외를 잘(?) 교육시켜 부부로서 제법 안정되면 분가시킬 계획이라 항변한다. 하지만 신혼 몇 년은 부부가 성적 일치도를 맞춰 가는 시기로 당사자끼리 시행착오를 겪으며 발전하는 게 낫지, 성생활에 제3자의 개입은 결코 도움이 되지 못한다.

시부모 외에도 자녀의 존재나 함께 사는 처제·시동생 역시 엄밀히 말하면 방해 요소이다. 옆방의 동생이, 혹은 자녀가 갑자기 문을 열고 들어오거나 성행위 소리를 듣게 될까 걱정하면 제대로 성반응이 나오기

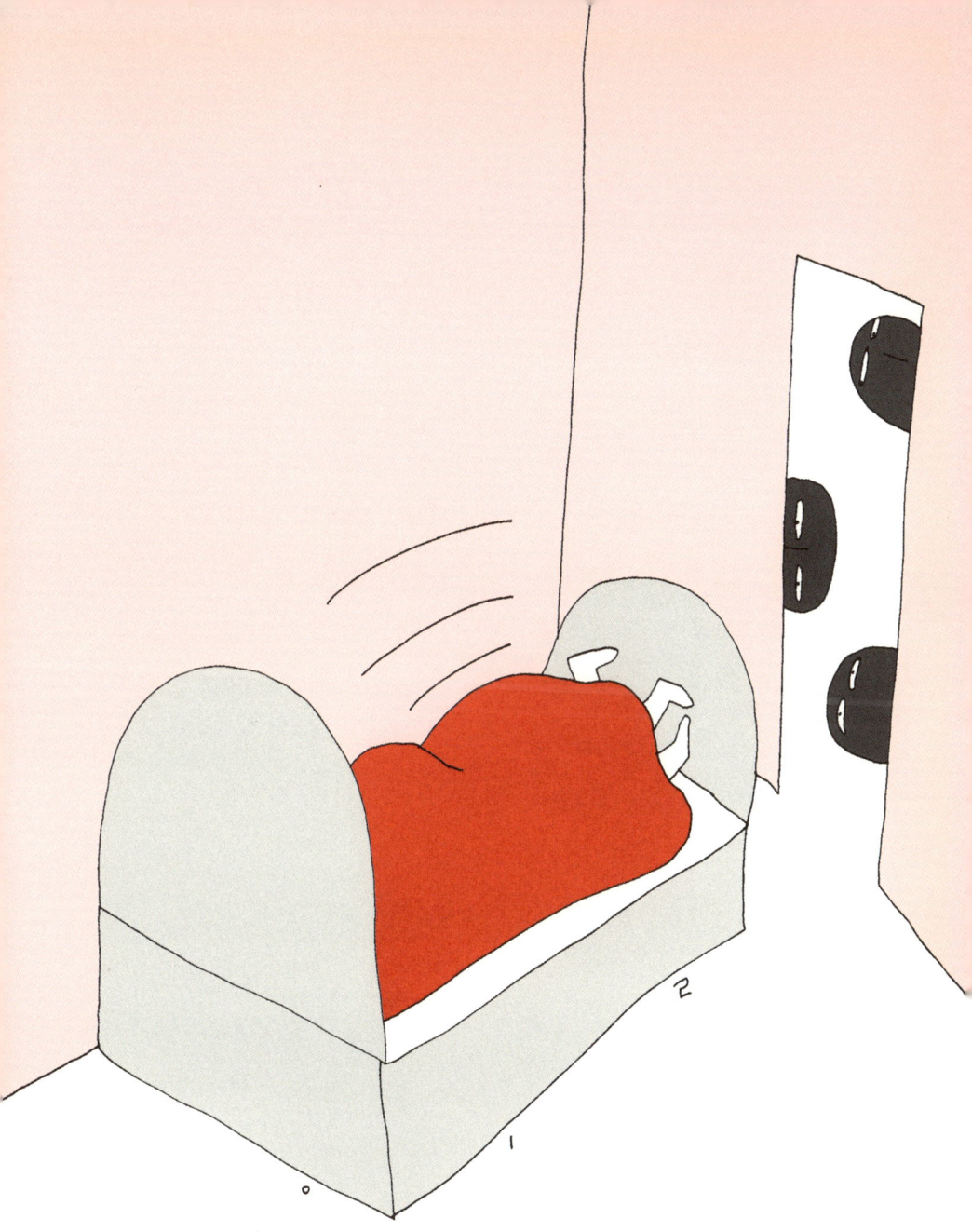

부부의 침실은 남들 다 훔쳐보고 방해받던 그 옛날의 신방과 달라야 한다.
갑자기 누가 들어오거나 성행위 소리를 들을까 걱정하면 성반응이 제대로 나오기 힘들다.

힘들다.

지금까지 언급한 내용은 그나마 해결책이 간단한 경우이다. 더욱 뿌리 깊고 심각한 경우는 유독 아내 앞에서만 발기부전·지루 등이 나타나는 심리적 원인의 성기능 장애 환자들이다. 그들은 실제로 누가 지켜보는 것도 아닌데 자신의 못난 점이 송두리째 상대에게 노출될까 하는 불안에 마음의 문을 꼭 닫고 상대 탓만 하며 결국 성생활마저 기피한다. 또 심각한 마마보이를 분석해 보면 부모가 침대 위에서 성행위를 내려다보는 것 같은 무의식적 불안을 동반하는 경우도 있다.

노출 불안은 '또 안되면 어쩌나' 하는 수행불안과 함께 성기능 장애의 심리적 원인 중 대표적인 것이다. 가벼운 경우야 불안요소를 개선하면 쉽게 해결된다. 심한 경우는 일반 심리 치료에 잘 반응하지 않지만 성의학적 견지의 심리치료를 제대로 할 줄 아는 전문가라면 치료 예후는 아주 좋다.

부부의 침실은 남들 다 훔쳐보고 방해받는 그 옛날의 신방과 달라야 한다. 아무도 찾지 않는 깊은 밤, 마을 외곽 은밀한 물레방앗간에 빗대는 게 차라리 옳다. 소설 《메밀꽃 필 무렵》의 허생원도 그 물레방앗간에서 나눈 연분을 두고두고 잊지 못했던 것은 그 소중한 순간에 아무런 방해도 받지 않고 몰입할 수 있었기 때문일 것이다.

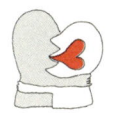

사랑의 오작동

A씨는 8개월 전에 결혼식을 올린 새댁이다. 그녀는 단꿈을 꾸기는커녕 신혼이 지독한 군사훈련 같다며 필자의 진료실에서 연신 눈물을 쏟아냈다. 연애 시절엔 스킨십에 소극적이던 남편을 때 묻지 않은 남성이라 내심 좋아했는데 그야말로 단단히 오해한 것이었다.

설렘이 컸던 결혼 첫날밤, 순진한 신부는 남편으로부터 황당한 요구를 받았다. 남편은 단 한 번도 성경험이 없는 아내에게 다짜고짜 자신의 위로 올라와 성행위를 하라고 강요했다.

침대에 송장처럼 누운 남편은 손가락 하나 까닥하지 않으며 되레 제대로 움직이지 못한다고 아내를 몰아세웠다. 이런 불평등한 성행위는 결혼 생활 내내 반복되었고 아내는 남편의 독특한 요구에 지쳐 버렸다.

성행위에 익숙한 부부 사이에 여성 상위는 흔히 있을 수 있는 체위지만 첫 성행위부터 여성 상위만을 고집하는 남성은 숨겨진 문제가 있다고 봐야 한다. A씨 남편의 경우 남성 상위의 체위에서는 발기도 사정도 힘들었기 때문이다. 그나마 자신이 누운 자세에서는 발기가 가능하기에 끝까지 아내에게 여성 상위를 고집했던 것이다.

일반적으로 여성 상위 자세일 때 남성은 상대적으로 더 안정적인 성반응을 보일 수 있다. 즉, 발기 반응이 좀 더 낫고, 조루 현상이 줄고, 지루가 있던 남성도 다른 체위에 비해 사정 현상이 수월할 수 있다. 이는 누운 자세에 따른 전신 이완이 성기능의 기본 메커니즘인 자율신경계 반응을 좀 더 안정시켜 주기 때문이다.

하지만 성기능이 약간 차이 나는 정도가 아니라 특정 체위 이외에는 아예 비정상이라면 성기능 장애로 봐야 한다. A씨의 남편은 특정 체위가 아니고서는 성반응이 나타나지 않는 '상황성 성기능 장애'에 해당된다.

상황성 성기능 장애는 특정 체위뿐 아니라 특정 대상, 시간, 장소 등에서는 정상 반응이 나오고 그 외의 환경에서는 전혀 성반응이 나타나지 않는 경우이다. 특히 대상에 따라 성반응이 제한될 때 배우자는 상대방이 나를 사랑하지 않아 그런 것 아니냐는 오해를 하기 쉽다.

반면 문제의 당사자는 이래서 안되네 저래서 안되네 핑계가 많으며,

어떤 상황에서는 성기능이 작동하니 '나는 정상인데 상대나 상황이 문제'라는 식의 주장을 꺾지 않으려 한다. 그러나 이런 현상은 상대를 사랑하지 않거나 상대방이 성적 매력이 없어서가 아니라 성기능 장애의 한 형태일 뿐이다.

한마디로 상황성 성기능 장애는 성기능의 '본질적인 고장'이 아니라 '오작동'이다. 특정 상황의 오작동을 교정하고 정상적인 성반응을 자연스럽게 유도하면 다른 발기 약이나 주사 등의 도움 없이 고칠 수 있다. 이런 류의 성기능 장애는 성치료 기법을 제대로 아는 전문가라면 완치율이 대단히 높으니 해당 문제를 가진 사람들은 더 이상 절망하지 말길 바란다.

덧붙여 성기능이 정상인 남성도 신경 써야 할 상황이 있다. 성생활이 여전히 가능하다 해도 최근 들어 특정 체위나 방식만 고집하게 되고 그 외엔 반응이 떨어진다면, 이 또한 성기능이 점점 나빠진다는 적신호이니 유의해야 한다.

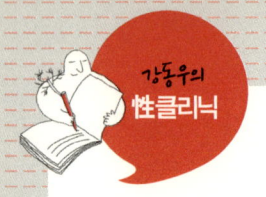

호르몬 탓만 하지 마라

 저희 부부는 소위 말하는 섹스리스입니다. 아무래도 성욕이 예전만 못한 것이 제일 큰 문제인 것 같습니다. 극복할 방법 없을까요?

섹스리스는 부부의 성문제에 있어 가장 흔한 고민거리입니다. 그런데 저는 섹스리스에 단순히 발기 유발제나 정력 음식을 떠올리거나 야한 속옷을 사거나 예뻐지면 남편이 달라질 것이라 여기는 아내를 보면 안타깝기 그지없습니다. 심지어 일부 의료진마저 섹스리스 문제에 간단한 약 처방이나 시술 하나로 바뀔 것이라며 현혹하는 행태에 더욱 가슴 아픕니다.

이런 서글픈 현실에 섹스리스의 올바른 이해와 대처를 위해 그 다양한 원인과 배경을 훑고자 합니다. 우선 섹스리스 중에서도 성욕이 별로 없다는 사례를 보겠습니다. 성욕은 크게 호르몬 요소, 심리적 요소, 관계 갈등, 성기능 장애 등에 따라 억제될 수 있습니다.

많은 이가 성욕이라면 남성 호르몬인 테스토스테론을 주로 거론합니다. 이 호르몬이 남녀의 성욕이나 성기능에 아주 중요한 것은 분명합니다. 그러나 테스토스테론만 성욕을 좌우하는 게 아닙니다. 성욕은 심리적 영향도 많이 받고 호르몬 중에는 프로락틴, 콜티졸, 갑상선 호르몬 등과도 관련됩니다. 또 뇌의 신경 전달 물질로 알려진 세로토닌, 도파민 등도 성욕을 좌우합니다.

물론 테스토스테론이 부족하면 성욕 저하와 성기능 저하가 생깁니다. 대표적인 예가 주로 40대 중반 이후에 찾아오는 '남성 갱년기'입니다. 성욕 저하, 발기력 저하, 사정 시 쾌감 감소, 정액량 저하, 피로감, 저녁 식후의 식곤증 등은 테스토스테론 부족 시 흔히 나타납니다. 여성도 테스토스테론이 부족하면 성욕 저하뿐 아니라 분비 저하나 성교통이 생길 수 있습니다. 그래서 테스토스테론의 확인과 관리가 필요합니다.

요즘 같이 경쟁과 스트레스가 많은 현대인의 성욕저하는 콜티졸과 연관성이 있습니다. 'Fight or Flight' 호르몬으로 알려진 콜티졸은 부신에서 분비되는 위기 관리 호르몬으로 생명의 위기와 스트레스에 대응합니다. 특히 일과 관련된 위기의식 등 직무 스트레스가 강하면 심신의 만성 스트레스 상태에서 콜티졸이 상승해 자율신경계 불안정에 따른 발기 저하 및 성욕 저하 등으로 이어집니다.

또, 여성의 경우 프로락틴이나 갑상선 호르몬의 문제가 성욕 저하로 나타날 수 있습니다. 프로락틴은 임신, 수유 중 상승하는 유즙 분비 호르몬입니다. 이게 상승하면 성욕이 줄고 여성의 성기조직이 위축돼 분비 저하 및 성교통을 일으키죠. 일반적으로 임신, 수유 중 여성의 성욕 저하는 자연스러운 현상이나 임신·수유가 끝난 후에도 성욕이 계속 낮다면 혈중 프로락틴의 상승과 관련된 원인을 찾아야 할 때도 있습니다. 갑상선 호르몬도 성욕 문제를 만들 수 있습니다. 갑상선 저하증이 있거나 갑상선 항진증 환자가 약물 치료에 의해 갑상선 호르몬이 억제되면 신진대사가 줄고 성욕도 떨어집니다. 이외에도 뇌의 신경 전달 물질인 세로토닌, 도파민 등이 우울증 등으로 결핍되면 2차적인 성욕 저하가 나타날 수 있습니다.

상대를 사랑한다고 해서 항상 성욕을 느끼는 것은 아닙니다. 하지만 적어도 심신이 건강하고 부부 사이가 괜찮다면 아예 성욕이 없을 순 없습니다. 섹스리스에 성욕 저하가 뚜렷하다면 심신의 원인을 두루 따져야 합니다. 그중 호르몬은 신체적 원인 중에 확인해야 할 첫 번째 요소입니다.

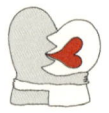

최선을 찾는 놀이

《노인과 바다》의 작가 헤밍웨이가 살았던 섬, 플로리다 키웨스트에는 아름다운 경치 말고 외에도 다른 볼거리가 있다. 그것은 엉뚱하게도 공동묘지 묘비에 새겨진 짧은 글귀들이다. 그중 단연 으뜸은 어느 여인의 묘비에 적힌, 'I told you I was sick(내가 아프다고 말했잖아요)'라는 남편에 대한 원망 섞인 문구이다.

최근의 한 연구 결과를 보면 단기간의 섹스 파트너로는 신체적 매력이 중요하지만 장기적인 성관계의 예측 인로는 남녀 모두 '상대와 성문제를 제대로 상의하느냐'는 것이 가장 중요했다. 특히 주목할 만한 것은 여성들은 남자들이 여자의 신체적 매력에만 집착하고 대화엔 무관심할 것이라 여긴다는 것이다. **하지만 실제로 남성들도 장기적인 성관계에서는 상대와의 대화를 중요시한다.**

그렇다면 남녀 모두 가장 낮은 점수를 받은 항목은 무엇일까. 이는 '포르노나 잡지에서 본 대로 무작정 따라하는 성관계'이다. 즉 성행위란 개인차를 조율해 가며 최선을 찾는 놀이이며 천편일률적인 왕도는 없다는 뜻이다. 서로의 공통분모를 탐구하는 재미를 안다면 부부의 성행위는 자연스레 활력이 생길 수 있다. 성관계의 불협화음을 다루는 '관능 초점' 훈련의 시작도 의사소통을 통해 서로의 합의하에 자신이 원하는 쾌감과 상대의 것을 찾아가는 과정이다.

성기능에는 큰 문제가 없는데 상대의 성반응을 제대로 이끌어내지 못해 성의학 클리닉을 찾는 부부들도 많다. 적절한 성반응을 유도하기 위해서는 서로의 성감대를 제대로 자극해야 하는데 특히 우리나라의 부부는 삽입 성행위에만 치중하는 경향이 있어 성 트러블에 직면하고 있다. 클리닉을 찾은 부부들에게 "어떻게 성적 흥분 상태를 유지하느냐?"고 물어보면 입을 맞추고 가슴을 자극한 뒤 성행위를 한다고 천편일률적으로 대답한다.

서로의 성감대를 자극하는 데 문제가 있는 부부들에게 가장 각광 받는 고전적인 행동 치료법이 바로 '관능 초점 훈련'이며 이 치료법의 1단계가 바로 상대방의 성감대를 제대로 알게 하는 것이다.

우리 몸에는 머리부터 발끝까지 수많은 성감대가 숨겨져 있는데 평생

이를 모르고 지내는 경우가 많다. 성감대는 사람마다 조금씩 다를 수 있지만 대체로 아래와 같은 원칙으로 찾아가면 된다. 첫째, 신체의 말단 부위로 손·발가락, 귀, 턱선, 어깨선 등이 해당된다. 둘째, 관절이나 그 반대의 접히는 부위로 목, 팔꿈치와 그 반대편, 무릎이나 그 안쪽, 사타구니, 척추 등이다. 셋째, 신체의 구멍이나 오목 패인 곳인데 귀, 배꼽, 쇄골 안쪽 등이다. 이외에도 성감대는 옆구리, 허벅지, 종아리 등 수없이 많고 사람마다 조금씩 다르다. 관능 초점 훈련을 받는 부부들은 집에서 과제 수행 후 자신도 몰랐는데 온몸이 성감대였다며 놀라곤 한다.

그렇다면 매번 성행위에서 머리끝부터 발끝까지 모든 성감대를 자극해야 할까? 이는 너무 많은 시간이 소모되며 피로한 현대인에게 부담이 된다. 적어도 부부 사이라면 탁 터놓고 서로의 성감대를 머리끝부터 발끝까지 찾아서 알아 두면 된다. **실제 성행위 시에는 해당 성감대를 몇 개씩 조합하는 요령이 중요하다.** 예를 들면 오늘은 귀-옆구리-손가락-무릎, 다음 번엔 턱선-목-척추-종아리로 진행한다. 여기에 체위의 변화를 꾀하면 매번 성생활은 새롭게 느껴지고 부부 관계는 더욱 활력을 얻게 된다.

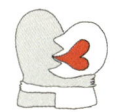

악취 없애고
센스 있게

"저희 남편은 씻으란 말이 무슨 뜻인지 몰라요."

피로에 지쳤다며 샤워는커녕 발도 안 씻고 침대에 눕는 남편을 불평하는 A씨. 그의 남편은 심지어 성행위 때도 제대로 씻지 않은 채 아내에게 온갖 서비스를 원한다고 했다.

"사실은 역겨운 냄새 때문에 힘든데 남편은 제가 보수적이고 소극적이라 뒤로 물러난다고 여기죠."

남편에게 몇 번이나 이 문제를 제기했던 A씨, 우이독경일 뿐이라며 고개를 설레설레 젓는다.

마찬가지로 아내의 성기에서 나는 악취에 성욕을 잃는다는 남성들도 꽤 있다.

"아내를 사랑하지만 거기서 이상한 냄새가 나니 성욕이 확 달아나죠."

이는 몸에서 나는 자연스러운 체취일 경우도 있지만 질염 때문이거나 질외부, 소음순 틈새에서 발생하는 악취일 수도 있다. 예를 들어 트리코모나스 질염은 생선 썩는 냄새와 비슷한 악취가 풍기고 평소보다 거품이 많은 다량의 분비액이 나오는데 이를 흥분해 그렇다고 오해하는 경우도 있다. 이외에도 세균성 질염, 곰팡이 감염에 의해 여성의 성기에서 악취가 날 수 있다. 질염은 냄새뿐 아니라 건강을 위해 반드시 치료해야 한다.

특별한 질병이 없는데도 당사자의 체취가 상대에게 불쾌하게 느껴질 수 있다. 불쾌한 냄새로 부부생활이 문제가 된다면 성행위 전 샤워할 때 청결제로 성기의 외부를 부드럽고 가볍게 마사지하듯 씻으면 충분히 도움이 된다. 다만, 지나치게 자주 심하게 씻으면 오히려 피부염과 성교통이 생길 수 있다.

간혹 너무 민감한 여성이 청결에 집착하여 항균 성분이 있는 청결제로 질 내부를 씻기도 하는데 이는 버려야 할 악습이다. 질 내부에는 질내 환경을 건강하게 유지하고 각종 병원균의 침입을 막는, 몸에 유익한 정상세균이 필요하기 때문이다. 흔히 '뒷물'이라고 하는, 질 내부를 씻는 듀싱(douching)이란 방법은 이런 정상균까지 없애 버린다.

질 내부 세척은 여성의 자연 방어 기능을 떨어뜨리고 질내 감염률만 높인다. 불임 및 여성 생식기에 치명적인 문제를 유발하는 골반염(PID)의 위험이 질 세척을 하지 않는 여성에 비해 73%나 높아진다는 보고도 있다. 미국 산부인과 학회나 여성의 건강과 관련된 정부기관은 질 세척을 하지 말도록 권고하고 있다.

사랑하는 배우자에게 자신의 체취가 불쾌하게 느껴진다고 생각되면 가볍게 청결 관리를 하는 정도면 족하다. 견딜 수 없을 만큼 악취가 심하다면 병원성 질환을 고려해 검사와 치료를 받을 필요가 있다. 내 배우자가 침대에서 멈칫거리고 다가와 표정이 어두워지면, 쑥스러워 그런지 다른 이유가 있어서 그런지 한번쯤 곰곰이 생각해 볼 일이다.

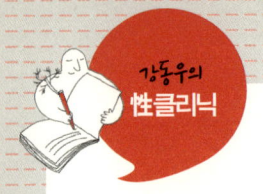

임신 중이라 걱정돼요

 30대 중반에 늦깎이 결혼을 한 저희 부부는 신혼도 없이 서둘러 임신에 성공했습니다. 지금 임신 3개월째인데 성생활을 하려니 뱃속의 태아에게 악영향이 갈까 봐 두려워요. 그렇다고 성생활을 피하자니 부부 사이가 어색해질 거 같고, 좋은 방법 없을까요?

 많은 사람들이 성행위 때의 강한 피스톤 운동이 태아에게 해를 끼치지 않을까 두려워합니다. 특히 이전에 유산 경험이 있거나 늦은 나이에 어렵게 임신한 커플은 더욱 그렇죠. 하지만 이런 두려움은 절대적으로 잘못된 미신입니다.

뉴욕대 풀브라이트 박사는 자신의 저서에서 임신 중 성생활은 얼마든지 가능하고 그다지 위험하지 않다는 것을 강조해 왔습니다. 태아를 둘러싼 양수가 완충 역할을 훌륭히 하고 피스톤 운동의 방향과 태아가 놓인 자궁의 방향은 ㄱ자로 꺾여 있어 피스톤 운동의 강한 압력이 자궁에 직접 전달되지 않습니다.

다만, 일반적인 남성 상위는 그리 바람직하지 않습니다. 남성의 체중에 자궁이 눌리기 때문입니다. 임신 부부에게 가장 훌륭한 체위는 여성 상위로 밝혀진 지 오래입니다. 여성이 삽입 깊이와 속도, 강도를 스스로 조절할 수 있기 때문입니다. 남녀가 옆으로 누워 관계를 갖는 측와위, 남성이 뒤에서 하는 후배위도 임신 때 바람직한 체위에 속합니다.

물론 임신 중 성행위를 하지 말아야 할 경우도 있습니다. 전치태반이나 양막 파열 증상이 있거나 조산한 적이 있다면 특히 자제해야 합니다.

"내가 배불뚝이라서 매력이 없는 거지?"
"아니야, 난 당신이 성욕이 없을 거라 여겼어."

많은 남성들이 이렇게 임신한 아내에게 성욕이 없을 것이라고 생각합니다. 하지만 임신 여성은 임신 초기에 입덧·피로감과 체내 호르몬 변화 등으로 극도의 성욕 저하를 보일 뿐, 3~4개월이 지나 임신 중기로 접어들면 성욕이 회복되거나 오히려 증가하는 것이 보통입니다. 임신 중에는 평소보다 골반부로 향하는 혈류량이 증가하여 성기능을 더 활발하게 한다는 설도 있습니다.

임신하면 평소보다 친밀감에 대한 욕구가 더욱 높아집니다. 임신 중이나 출산 후에는 우울증에 걸리기 쉬운데 그런 면에서 적절한 성행위는 정서적인 면에서도 큰 도움이 됩니다. 이런 시기에 무턱대고 성행위를 회피하면 그만큼 부부 사이가 금이 갈 가능성이 높습니다.

감정과 신체 상태가 급변하는 임신기에는 출산 준비에만 전념할 것이 아니라 현재의 성생활에 대해 부부가 터놓고 의견을 교환할 필요가 있습니다. 낯선 길은 혼자 가는 것보다 함께 가는 것이 길동무도 되고 덜 불안하기 때문입니다.

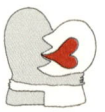

기쁨을 더하는 소리

1970년대 말의 미국 영화 〈텐(10)〉에는 육감적인 몸매의 여배우 보 데릭이 등장해 뭇 남성의 시선을 사로잡았다. 당시 이 영화는 배우뿐 아니라 성적 흥분을 일으키는 배경음악도 덩달아 공전의 히트를 쳤다. 바로 라벨의 〈볼레로〉이다.

〈볼레로〉는 탬버린으로 조용히 시작하여 점차 분위기가 고조되다가 마지막에 오케스트라의 연주로 클라이맥스에 이르는 독특한 리듬의 춤곡이다. 이런 흐름이 성흥분의 곡선과 유사해 성감을 자극할 수 있는 것이다. 그래서 영화 〈텐〉이 히트한 후 한동안 미국에선 밤마다 〈볼레로〉음악이 집집마다 울려 퍼졌다는 후문이다. 물론 그 내막을 들여다보면 우스꽝스러운 부분도 있다. 〈볼레로〉를 들으며 성관계를 하는 동안 남편은 아내가 아닌 여배우 보 데릭을 떠올리고, 아내는 남편 대신 남자 배우를 상상하며 흥분을 했으니 말이다.

이런 아이러니도 있지만 다양한 음악이나 청각적 요소는 성적 흥분의 좋은 자극 요소가 될 수 있다. 꼭 특별한 음악이 아니더라도 성행위 시의 신음소리 자체가 상대의 흥분감을 자극하는 요소이다.

그런데 30대 후반의 여성 J씨는 이와 관련해 남편에게 불만이 많다.

"내 남편은 성행위할 때 벙어리 삼룡이라니까요."

평소엔 말도 잘하고 유머도 있는 남편이 유독 성행위 시에는 로봇처럼 움직이고, 마치 야간에 적진을 습격하듯 아무 소리도 내지 않고 피스톤 운동만 하다가 끝낸다는 것이다. 이처럼 남성 중에는 아내의 교성을 기대하고 즐기면서도 스스로는 흥분감을 밖으로 드러내지 않고 '남성이 소리를 내는 것은 추태'라고 여기는 이가 의외로 많다.

교성을 지르는 것은 여자만의 전유물이 아니다. 물론 흥분되지도 않는데 일부러 그렇게 할 필요는 없다. 시각적인 것이든 청각적인 것이든 너무 인위적인 방법에 의존하다 보면 오히려 흥분감은 어색해지고 만다.

마음 내키는 대로 자신의 흥분 반응이 상승하여 교성이 나온다면 그냥 내뱉으면 된다. 꾹 참지 마라. 오히려 나의 흐트러진 모습과 소리에 상대는 흥분을 느끼고 '나로 인해 상대가 즐겁구나!' 하는 성취감을 만끽할 수 있다. 성적 극치감에 푹 빠진 여성에겐 단정한 머릿결보다 흐트러진

머리와 초점 잃은 눈동자가 어울리는 건 당연한데, 성행위에 몰두한 남성이 2대8 가르마에 맨송맨송한 표정이라면 얼마나 어색하겠는가.

대화를 할 때도 상대에게 눈빛을 주고 고개를 끄덕여 주면 교감은 더욱 커진다. **하물며 온갖 감정과 미세한 교감을 주고받는 성행위에서 묵묵부답이라면 어찌 흥이 날 수 있을까.** 사랑하는 감정이 있어도 표현하지 못했던 벙어리 삼룡이 시대는 끝난 지 오래이다.

잘하려 애쓰면
더 안돼

　2011년 아카데미 여우주연상을 수상한 나탈리 포트만 주연의 〈블랙스완〉은 발레리나의 삶으로만 보기엔 너무 많은 성적 이슈가 담겨 있다. 필자는 또 직업병이 발동해서 주인공 니나의 내적 갈등이 성적 억제로 이어진 모습이 안쓰러웠다.

　니나는 지나치게 감정이 억제된 인물이다. 자신을 향한 고삐를 꼭 틀어쥐고 모든 것을 완벽하게 컨트롤하려 든다. 그래서 원래 배역인 백조 역할은 기술적으로 완벽하지만 이런 점이 오히려 방해가 되는 영역들이 있다. 영화에서 흑조 역할로 대변되는 본능이나 감정 표현에 취약했고, 이런 영역은 성반응도 마찬가지이다.

니나는 경계성 인격 장애 스펙트럼에 드는 인물이기도 하다. 자기 정체성이 취약하므로 그 틀을 벗어나면 쉽게 흔들리고, 그 내면은 본능(id)과 초자아(superego)의 갈등으로 점철돼 늘 'all good, all bad'라는 양극단의 이분법적인 혼란을 겪는다. 이런 혼란은 피부를 긁고 뜯는 강박증으로도 나타나고 극한 상황에서 정신병적인 증상으로도 표출된다.

순결하고 정숙하고 완벽한 니나와 자신의 본능에 충실하고 관능적인 불량소녀 릴리. 그들의 상반된 모습을 백조와 흑조가 상징한다. 니나는 두 가지 내면을 통합하는 데 어려움을 겪는다. 릴리를 통해 본 내면 속의 충동, 적개심은 극단적인 행동 패턴을 자극하고 결국 자신 안의 분열된 두 자아인 흑조와 백조가 서로를 적대시하다가 자학으로 비극적인 결말을 맞게 된다.

니나가 자연스러운 감정에 충실하고 자신에게 관대할 수 있게 성장했더라면 하는 아쉬움이 남는다. 이 문제는 결국 니나 어머니의 문제에 뿌리를 두고 있다. 영화에서는 니나가 어머니를 의지하고 사랑하는 동시에 미워하고 있음이 여실하게 드러난다.

"엄마는 삼류 발레리나였지만 난 아니야!"

그녀가 언제나 자신에게 헌신적인 어머니를 미워하게 된 이유가 뭘까? 성관계와 임신으로 자신의 삶을 망쳐 버렸다고 생각했던 어머니가 딸에게 문제를 투사하고, 딸의 삶 전반뿐 아니라 성에 있어서도 과도한 통제와 억압을 떠안겼던 탓이다.

어머니의 실패한 삶의 보상과 같은 니나는 성에 있어 자연스러운 욕구나 충동, 부정적인 감정을 편히 받아들이지 못하고 아예 없다고 부정하거나 억제만 한다. 당연히 그에게 불감증은 따라붙고 이를 극복하려 들지만 쉽지 않다.

필자의 스승이자 저명한 성의학자 밴크로포트 박사의 이중조절론(dual control model)에 따르면 지나치게 실패를 두려워하고 너무 완벽하고자 노력하다 보면 본능과 충동에 의해 자연스럽게 나타나야 할 성반응이 제한된다. 과도한 성적 억제(sexual inhibition)에 의한 성기능 장애를 유발할 수 있다.

우리 주변엔 니나처럼 억제에 사로잡힌 남녀들이 제법 있다. 너무 착하고 도덕적이고 순결하고 남을 배려하고 자신의 감정을 억제하는 과묵한 인물들은 성적 억제와 관련된 성문제가 생기기 쉽다. 누가 봐도 완벽한 남편이자 아내임에도 그들의 배우자는 필자의 진료실을 찾는다.

"남편은 나무랄 데가 없는데 성적인 부분에서만 자신감이 없대요."

"제 아내는 진짜 최고의 아낸데 불감증인 것 같아요. 어떻게 하죠?"

그들은 감정 억제와 불안에 사로잡혀 기질적으로는 멀쩡한데도 불구하고 성반응은 처진다. 이런 양상은 여성의 불감증이나 질경련, 남성의 발기부전이나 지루 등에서 특히 많이 관찰된다.

"I was perfect."

니나는 자신은 완벽하다는 말을 남겼지만 세상에 완벽은 없다. 본능과 충동은 의지로 완벽하게 컨트롤하기 어렵다. 니나의 본능적인 표현을 이끌어내려 했던 극중 무대감독 토머스는 감정에 몸을 맡기고 내버려 두라며 끊임없이 'Let it go'를 반복한다. **억압을 풀고 흘러가는 대로 내버려 두는 것이 더 바람직한 경우가 바로 성반응이다.** 너무 잘하려고 의식하면 오히려 잘 안되는 것이다.

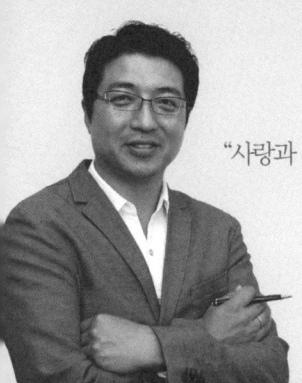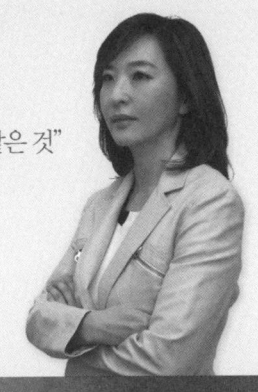

"사랑과 성, 한쪽으로 치우치면 날 수 없는 양쪽 날개 같은 것"
"같지만 서로 다른 남과 여의 비밀"

PART 6

사랑과 전쟁, 그리고 해피엔드

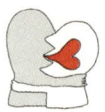

대물림되는 부부 불화

"저는 아버지 같은 남자가 되고 싶지 않았습니다. 또 엄마 같은 여자를 만날까 두려웠어요."

30대 중반의 K씨는 껍데기만 남자이다. 결혼을 했으나 아내와 성관계를 피한다. 더욱이 아내의 요구에 마지못해 임하는 성관계에서 발기도 제대로 되지 않는다.

너무나 수동적인 남편의 모습에 아내는 결국 화를 내고, 그렇게 몰아세우는 아내를 보면 K씨는 무능한 아버지를 몰아세우던 어머니의 날카로운 모습과 어찌 그리 똑같은지 한숨만 나온다. 그런데 K씨가 하필이면 거친 여자를 '재수 없이' 아내로 맞은 게 아니다. K씨의 내면은 엄마와 아내를 부정적으로 동일시한다. 남편의 끝없는 회피에 지친 아내는 비난이란 화살을 쏘게 된 면도 있다. K씨의 회피는 부모 사이의 관계가 그 뿌리이다.

"어릴 때 친구 집에 놀러 갔는데 친구 부모님 사이가 너무 좋더라고요. 스킨십도 하고. 저의 눈엔 그게 얼마나 어색하고 징그럽고 천박하게 느껴지던지……"

K씨는 부모의 심각한 불화 속에서 컸다. 아버지는 무척 일방적이었고 맞대응하는 어머니 역시 몹시 날카로웠다. 부부 사이에 비난과 분노가 눈덩이처럼 커지면 그 고통은 고스란히 아이들이 받았다.

문제 해결력이 부족한 아이들이 겪는 고통은 어른에 비해 훨씬 크다. 심각한 불화 속의 아이들은 언제 깨질지 모르는 살얼음판 위에 서 있는 것과 같다. 정서도 불안정하겠지만, 아이들의 잠재의식 속에 남녀 사이나 결혼은 상당히 위험스러운 '전쟁'이라는 두려움이 생긴다는 게 더 무섭다.

K씨가 그런 고통 속에서 자기를 지킨 방법은 회피였다. 부모의 심각한 갈등과 아버지와 어머니의 거칠고 부정적인 모습, 그리고 결국 부모의 이혼으로 K씨에게 남은 것은 반복된 분노와 좌절감. 이런 심적 고통을 벗어나는 길은 문제에 눈을 감아 버리는 회피가 당장은 제일 편하다.

더 큰 불행은 K씨의 아픔이 어른이 돼서도 반복되고 확대됐다는 데 있다. 남자아이는 아버지를 본보기로 자신의 남성성을 배운다. 즉 아버지는 남자아이의 모델이다. 어머니를 통해서는 자기가 미래에 경험할 여성의 존재를 경험한다. 아버지의 거칠고 폭력적인 모습을 K씨는 닮고 싶지 않아 부정한다. 그래서 K씨는 부드럽고 수동적이다. 또 어머니가 그러했듯 자신도 맹비난을 받을까 아내와의 관계에 무의식적 불안에 사로잡힌다. 그러다 보니 아내에게 다가가기 힘들다. 불안한 상태에서 성반응은 더욱 부실하고 반복된 실패에 아내의 비난마저 보태지면 성생활은 피하고만 싶지 즐거운 놀이가 되지 못한다.

　인간관계 중 가장 강렬하면서도 기본적인 관계가 바로 부부 사이의 성관계다. 한 사람이 상대 배우자와 어떤 성관계를 하는지, 어떻게 인간관계를 맺고 있는지를 분석하다 보면 그가 성장해온 배경의 상처와 대인관계 문제가 고스란히 드러난다. K씨도 그 부분을 치유하면서 부부생활과 성기능의 안정을 회복했다.

　부모가 아이에게 줄 수 있는 가장 좋은 선물은 부부 사이의 불화를 적극적으로 풀어 나가는 것이다. 지금 내 아이가 불화 속에 자라고 있다면 그 아이의 미래 성생활이나 결혼도 부정적인 영향을 이미 받고 있는 것이다. **부부 사이의 갈등과 불화는 아이에게 대물림될 수 있다는 것을 명심하길 바란다.**

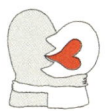

침묵보다 못한 고백

 요즘 젊은이들에겐 9월 17일도 무슨 기념일이란다. 이른바 '고백 데이'라고 하는데 그날부터 100일 후가 크리스마스라 연인들이 미리 고백하라고 잡은 날이라나? 가슴속에 간직해 왔던 연정을 고백하는 것만큼 아름다운 일이 또 어디 있을까. 하지만 남녀 사이엔 아니함만 못한 고백이 있다. 바로 '과거 고백'이다. 서로 상대방에게 다 괜찮다고 이해할수 있다고 해 놓고도 실토하면 사단이 난다. 그런 상황은 지금도 벌어진다.
 1970년대 대히트를 쳤던 영화 〈별들의 고향〉의 여주인공 경아는 바로 그 과거의 희생양이다. 첫사랑에게 버림받은 뒤 새로운 사랑을 찾아 결혼한 경아는 과거 임신했던 사실이 드러나면서 남편에게도 버림받는다. 이후 점점 나락으로 떨어져 비극적인 죽음을 맞는다. 경아가 겪은 슬픔은 우리 주변에서도 제법 찾을 수 있다. **과거 이성 교제나 성경험에 대한 솔직한 고백이 아름다운 것은 고백하는 그 순간뿐인 경우가 많다.** 고백을 듣고 나서 상대의 반응이 달라질 수 있기 때문이다.

P씨는 서로 과거를 털어놓자며 아내를 구슬렸다. 그는 망설이고 망설이다 힘겹게 과거를 털어놓은 아내에게 "다 지나간 일이며 과거는 중요하지 않다"고 다독였다. 아내 앞에서는 쿨하게 반응한 것이다. 하지만 그날 이후 혼자 괴로워하며 고민하다가 아내를 보면 발기가 되지 않고 성행위를 기피하게 된다며 필자를 찾아왔다.

"자꾸 내 여자가 그 나쁜 놈의 품에 안겨 있는 장면이 떠올라 못 견디겠습니다."

남성들은 묘하게도 상대 여성의 과거 상대남에게 강한 적대감을 보인다. 문제는 적대감이 겉으로 보기엔 제3자인 과거남에게 향하지만, 사실은 최근까지 절실히 사랑해 오던 아내를 겨냥하는 경우가 많다. 시간이 지나면서 분노는 점점 아내에게 향하고 이러지도 저러지도 못하는 남성은 아내를 못 살게 군다.

욕먹을 만큼 난잡했거나 무책임한 과거를 숨기는 것은 상대에 대한 기만행위와 다름없다. 그런 경우 상대에게 과거를 숨기는 건 옳지 않다. 하지만 과거의 일반적인 연애지사는 굳이 오픈할 필요가 없다. 간혹 솔직한 고백이 도움이 될 수도 있으나 누울 자리를 보고 발을 뻗어야 하듯, 고백을 들어줄 상대방이 성숙한 경우에 한해서다. **과거의 성경험이나 연애 경험담은 커플 간에 그야말로 원치 않는 위기나 갈등을 일으키는 게 대부분이다.**

상대의 과거 연애나 성 경험에 대해서는 묻지도 따지지도 않는 것이 정답이다. 만약 상대의 과거에 집착해 못 벗어난다면 차라리 헤어지는 게 낫다. 결별 위기에 놓인 부부를 다스리는 게 필자의 역할이지만, 이런 경우 필자는 헤어지는 게 낫다고 조언한다. 보통 이런 집착을 가진 남성들은 편집증적 성향이 강해서 생각을 쉽게 바꾸지 못한다. 스스로 감당할 능력이 안되는 것이다.

〈별들의 고향〉에서 비운의 주인공 경아는 '나는 아무것도 몰라요'라고 노래한다. 남녀 간의 과거는 차라리 모르는 게 약이다. 지금의 짝과 함께하지 않았던 과거까지 들춰내는 것은 불필요한 자기애이자 현재의 행복을 저버리기 쉬운 한심한 일이다. 지금 중요한 건 과거가 아니라 '현재 두 사람이 얼마나 사랑하고 신뢰하는가'이다.

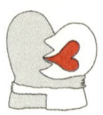

성격 나쁘면 사랑도 어렵다

"당신 전에 앞으로는 안 그러겠다고 했던 거 기억 안나?"

"나만 잘못했고 당신은 잘했어? 당신도 잘한 거 하나도 없어!"

여기, 성격 급하고 성질이 더러운 남편과 시도 때도 없이 따지고 몰아세우는 아내가 있다. 이런 남편이 아내와 매일 한집에서 얼굴을 마주하고 싸운다면? 생각만으로도 머리가 지끈거린다. 이렇게 성격이 좋지 않은 배우자라면 성생활이라고 평탄할 수 있을까.

대부분의 사람들은 이런 경우 괴팍한 성격 탓에 부부 갈등이 심할 테니 성생활도 힘들 것이라 예상한다. 틀린 얘기가 아니다. 쉽게 화를 내고 적대적이며 공격 성향이 강한 사람은 신체적인 성기능도 위축될 수

밖에 없다.

최근 미국 국립노화연구소의 수틴 박사팀이 발표한 논문에 따르면 적대적이고 공격적인 성향을 가진 사람은 동맥경화로 인해 뇌졸중 및 심혈관계 질환의 위험성이 증가한다는 사실이 재확인됐다. 연구팀이 이탈리아의 남녀 5,614명(평균 연령 42세)을 3년간 조사 분석해 보니, 친화력이 떨어지는 적대적·공격적 성격 소유자들은 혈관의 동맥경화 위험성이 대단히 큰 것으로 나타났다.

연구팀은 신뢰·정직·이타·유순·겸손·관용 등 6가지 성격 요소를 바탕으로 사회적 친화성(Agreeableness)을 평가하는 표준 성격 테스트와 뇌로 혈류를 공급하는 경동맥의 실질 두께(Intima-media thickness)를 측정했다.

그 결과, 사회적 친화성이 가장 낮은 하위 10% 그룹에 속한 사람들은 경동맥 두께가 증가할 위험성이 일반인보다 40%가 컸다. 놀랍게도 그 정도가 비만·당뇨·고혈압 등 성인병에서 나타나는 대사증후군에 따른 동맥경화의 위험수준과 동일했다. 특히 친화성이 떨어지는 적대적 성격 중에서도 쉽게 공격적이 되고 교묘하게 상대를 조종하는 유형의 사람이 동맥경화의 위험성이 더 컸다.

그렇다면 이런 적대적 성격이 어떻게 성기능과도 연관이 있는 걸까? 남녀 성기능의 기본이 혈류 순환임을 안다면 의문이 풀린다. 혈류 순환이 안정적이어야 남성은 발기 반응이 잘 나타나고, 여성은 분비 기능이 원활해진다.

이번 연구에 앞서 많은 성의학자들은 혈관성 발기부전을 심혈관질환의 조기 신호탄이라 불러왔다. 동맥경화의 지표로 삼는 경동맥의 크기(5mm)나 심장에 피를 보내는 관상동맥(3mm)보다 음경의 혈관(1mm)이 더 가늘기 때문에 음경혈관의 동맥경화가 먼저 일어날 수밖에 없다.

따라서 경동맥의 동맥경화가 심한 수준이라면 음경혈관의 동맥경화는 당연하며, 혈관성 발기부전은 뇌혈관 질환 또는 심혈관 질환에 앞서 나타나는 조기 위험 신호와도 같다. 흔히 성기능이 안 좋아지면 몸의 상태만 걱정하지 마음의 상태는 생각하지 않는다. 마음과 몸은 따로 노는 게 아니다. **특히 인간의 신체 기능 중 성기능은 심신의 안정과 균형에 절대적 영향을 받는다.**

간혹 성기능 장애를 치료하는 중에 심리 치료도 병행하자고 하면 화부터 내는 환자들이 있다. 성격적 날카로움이나 스트레스가 실제 동맥경화 등 혈류 저하, 자율신경계의 불안정에 따른 혈관 수축 및 신체 긴장성 등 신체 기능에도 영향을 주기 때문에 성격적 불안정을 함께 치료하는 게 좋다.

성격적 날카로움이 덜한 사람이라도 극단적인 위기나 일과 관련된 스트레스, 심한 갈등에 노출되면 동맥경화의 위험성과 성기능의 저하 위험은 있기 마련이다. 그 정도가 비만·고혈압·당뇨·고지혈증 등에 따른 대사증후군의 동맥경화 위험성과 맞먹는 수준이라는 것을 잊어선 안 된다.

성미가 급하거나 스트레스에 찌들어서 성기능이 떨어진 사람에게 진정으로 필요한 것은 보양 음식이 아니다. **그보다는 성질부터 누그러뜨리고 스트레스를 해소할 방법을 찾아야 한다.**

최종 병기, 스킨십

Q 아내가 좀 적극적이었으면 해서 야동을 함께 보자고 했다가 변태라고 망신만 당했습니다. 섹스리스에서 벗어나고 싶어서 제 나름대로 노력한 건데 방법이 잘못된 걸까요?

A 잡지나 어설픈 비전문가의 이런 조언을 따라 했다가 오히려 낭패만 봤다는 섹스리스 부부들의 푸념을 들으면 저는 숨이 턱 막힙니다. 섹스리스는 그런 단순한 노력으로 해결되지 않습니다.

1995년 라우만(Laumann) 박사 등의 미국 연구(NHSLS)에 따르면 1년에 10회 미만의 잠자리를 갖는 섹스리스 부부가 20%에 달한다고 합니다. 반면 우리나라 통계를 보면 섹스리스 부부 비율은 30%에 육박하죠. 또 다른 차이점은 미국의 경우 성기능 장애로 인한 섹스리스가 상대적으로 많고 부부가 서로 공감하에 자발적으로 치료 요청을 많이 한다는 것입니다. 반면 한국은 큰 장애 원인도 없이 배우자와 섹스를 별로 하고 싶지도 않고 재미도 못 느끼는 데다 상당수가 치료도 받으려 하지 않습니다. 복잡하고 심각한 원인, 즉 심각한 성기능 장애나 갈등, 뿌리 깊은 성격적 문제보다 우리 문화에서는 부부 사이의 열정과 성적 다양성을 이끌어내지 못해 섹스리스로 빠진 경우가 흔합니다.

"별 재미가 없는데 어쩝니까. 성적 매력도 떨어지고 설레지도 않고."
부부 사이에 오누이나 친구 같은 친밀감은 그나마 좀 있는데 열정이 식어 버린 지 오래라고 호소하기도 합니다. 그래서 성문제 치료자들은 부부 사이의 정서적 친밀감에 어떻게 열정과 쾌락을 덧보탤지 오래전부터 고민해 왔습니다. 결론부터 말하자면 부부에게 친밀감과 열정은 따로 노는 게 아니라 '성적 친밀감' 또는 '성적 유대감'이란 표현으로 통합될 수 있습니다. 이런 성적 친밀감은 신선함, 즉 성적 다양성으로 지속될 수 있죠. 그런데 성적 다양성이란 말에 고작 파트너를 자주 바꾸면 된다는 식의 철없는 생각은 부부에겐 죄악에 가깝습니다. 또한 체위를 바꾸거나 여행을 떠나거나 색다른 속옷이나 스킨십 한 번으로 바뀔 것이란 생각도 틀렸습니다.

기본적으로 성은 성으로 푸는 게 맞습니다. 한국 사람들은 성이라고 하면 너무 삽입 성행위만 생각합니다. 성행위는 모든 스킨십을 포함하며 삽입 성행위는 마무리 작업일 뿐입니다. 성적 다양성을 확보한 부부를 보면 서로 대화하고 애무하고 때로는 천진난만한 아이처럼 핥고 어루만지고 입 맞추고 깨물고 쓰다듬는 다양한 행위가 존재합니다. 또 성을 엄청난 쾌락이나 의무 방어전이라기보다는 즐겁고 호기심도 자극하는 놀이로 여깁니다. 부부 사이에 이런 원초적인 행위는 행복의 지름길이지 퇴폐적이거나 변태적인 게 아닙니다.

비싼 돈 내고 멀리 여행갈 필요도 없이 우리 집 침대를 휴양지의 침대라 여기고 귀가 시 일상의 고민과 스트레스를 철저히 차단하는 것도 도움이 됩니다. 부부가 함께 하는 휴식은 TV를 보거나 게임을 하거나 인터넷을 헤매는 것보다 훨씬 낫죠. 그 휴식의 보금자리인 침대에서 즐기는 약간의 변형을 가미한 성생활은 정서적 안정뿐 아니라 건강의 활력소입니다. 섹스리스는 부부라는 근본적인 인간관계의 부실이자, 불행의 씨앗이며 심신의 건강과 안정이 취약해지고 있다는 적신호입니다.

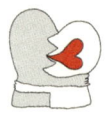

애들 앞에서
욕하지 맙시다

"내가 너희 때문에 참고 산다. 자식들만 아니었어도 진작 관뒀을 게야."

30대 중반의 남성 K씨는 섹스리스 문제로 진료실을 찾았다. 심리적 내면을 분석하는 치료 과정에서 그가 되뇌었던 건 어린 시절 내내 끊임없던 어머니의 한탄이었다.

K씨는 결혼한 지 3년이 지났지만 여전히 섹스리스로 살고 있다. 특별히 성기능에 문제가 있는 것도 아니고 아내와 심한 갈등이 있지도 않은데 신혼 초부터 성행위를 피했다. 사실 그의 성생활은 어린 시절 부모의 불화로 인한 불행한 가정환경과 성장기의 영향을 받고 있었다.

어린 시절 K씨는 부모가 서로에게 애정 어린 표현이나 친밀감을 표현하는 것을 본 적이 없다. 말이 없고 과묵한 아버지와 이를 맹비난하던 어머니. K씨의 내면을 분석해 보니 그는 어린 시절 같은 남자인 아버지에 대해 상당한 분노와 거리감을 가졌다.

"어머니는 늘 아버지를 욕했고 그런 어머니에게 제가 세뇌당한 셈이죠."

K씨의 어머니는 까다롭고 부정적이며 정서적으로 불안정했다. 그런 어머니는 불만이 생길 때마다 K씨를 포함한 아이들 앞에서 남편을 욕하기 바빴다. 어머니야 화풀이가 될 수 있을지 몰라도 그 여파는 아이들이 고스란히 받는다.

성장기 아이들은 일 때문에 밖에 나가 있는 아버지보다는 어머니와 정서적으로 더 가깝다. 그래서 아이들은 엄마의 시각에서 세상과 사물을 해석한다. 엄마의 하소연을 자주 접한 아이들은 불쌍한 엄마를 괴롭히는 나쁜 아버지에 대한 공격 성향이 있다. 특히 남자아이들은 같은 남성인 아버지에 대한 거부감이나 혐오감을 갖게 된다. K씨는 치료 중에서야 아버지에 대한 부정적인 감정이 어머니의 비난에서 비롯된 것으로 상당히 왜곡된 것임을 깨닫게 되었다.

"저희 집은 아버지가 아니라 어머니가 문제인 걸 뒤늦게 깨달았어요."

아내들 중에는 남편에게 직접 표현하지 못한 불만이나 비난을 아이들에게 표현하는 경우가 있다. **이는 사실 부부 사이에 아무런 도움이 되지 못할 뿐더러 오히려 아이들의 정서에 일생 동안 상처가 된다.** 특히 남자

아이는 아들로서 어머니로부터 본능적 애정과 같은 남자로서 아버지와 동일시에 따른 분노 감정을 동시에 받게 되어 더욱 혼란스럽다. 어른이 된 K씨에겐 그런 분노와 혼란을 반복하고 싶지 않은 잠재의식이 있다. 그래서 아예 남편·아버지의 역할을 무의식적으로 거부하고 성생활과 임신을 회피하는 섹스리스로 드러난 것이다.

또한, 엄마의 비난은 딸아이에게도 바람직하지 않다. 자신도 엄마처럼 남편 잘못 만나 고생하거나 자신의 남편이 엄마의 비난에 왜곡된 나쁜 아버지 같은 배우자가 아닐까 끊임없이 확인하고 무슨 일이든 남편의 태도를 부정적으로 바라본다.

부부 사이에 불만이나 갈등이 있다면 당사자끼리 해결해야지 아이들까지 그 갈등의 소용돌이 속에 끌어들여서는 안 된다. 아이는 불안정 속에서 부모가 겪는 것보다 몇 배나 심한 정서적 혼란을 겪을 수 있다. 더욱 무서운 것은 어린 시절의 가정불화가 추후 그 아이의 미래의 결혼생활에도 부정적 영향을 미친다는 것이다. 그러므로 부부간의 가정불화도 줄여야겠지만 적어도 애들 앞에서 배우자를 욕하는 습관은 꼭 없애야 한다.

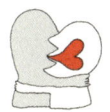

허니문 베이비는 축복?

"거 참 능력도 좋아. 축하하네."

결혼하자마자 간 신혼여행에서 임신을 한 K씨 부부는 마냥 기뻤다. 말 그대로 '허니문 베이비'였다. 부부의 건강도 과시하는 것 같아 우쭐했다. 이는 임신이 잘 안돼 고민하는 불임 부부들에게는 꿈같이 달콤하고 부럽기만 한 얘기이다.

하지만 허니문 베이비의 경사는 부부의 문제를 깊이 들여다보는 필자의 시각에서는 그리 반가운 일은 아니다. **서로 다른 두 사람이 만나서 하나의 팀이 되기까지엔 충분한 시간적 조율이 필요하다.** 너무 사랑해서 결혼했고 그만큼 서로가 잘 맞다는 얘긴데 도대체 뭘 더 조율하느냐고 반문하기도 한다. 하지만, 따로 살던 두 사람이 연애라는 틀에서 서로를 맞춰 보는 것과 실제 함께 살면서 맞춰 나가는 것은 차원이 다르다.

특히 성문제에 국한해 보면 더욱 그렇다. 애초에 임신과 출산은 부부의 성적 측면에선 위험한 단계이다. 부부 사이를 악화시키는 요소가 된다는 뜻이다. 그래서 가능하다면 결혼 후 임신까지 충분한 시간을 갖고 이 기간 동안 서로 간에 성적 조율을 하는 게 좋다.

많은 사람의 생각과 달리 속궁합은 미리 정해져 있는 게 아니라 함께 맞춰가는 퍼즐이다. 신혼부부들이 서로 간의 성적 불일치를 극복하는 최선의 방법은 반복된 경험이다. 허니문 베이비를 가진 부부는 그런 조율의 시간 없이 바로 악화의 시기로 들어간다. 신혼 초기에는 둘만의 자유롭고 은밀한 시간이 필요한데 임신은 이를 방해한다. 아내의 몸은 무겁고 남편은 성충동이 너무 동물적이고 이기적인 것 같아 은근히 죄책감이 들기도 한다.

결혼에 따른 가장으로서의 책임감은 아이의 임신으로 배가 되고, 더 능력 있는 아빠가 되기 위해 열심히 일에 매진한다. 야근에, 회식에 귀가 시간은 늦어지고 일에 에너지를 쏟다 보니 집에 돌아오면 기진맥진이다. 그나마 아내가 임신 중일 때는 덜한 편이고, 출산 이후는 더 힘들다. 거기다가 아내는 힘든데 도와주지 않는다고 구박만 하고 아이를 중심으로 돌아가는 집에서 남편은 뒷전으로 밀려난다.

아내의 입장에서도 허니문 베이비는 수월치 않은 문제이다. 임신과 출산, 양육으로 몸과 마음이 힘든데 성관계를 요구하는 남편이 짐승같이 느껴지기까지 한다. 둘만의 시간은 아기로 인해 번번이 방해받기 일쑤이고 점점 늦어지는 남편의 귀가 시간에 불만이 쌓여 간다.

이런 점에서 허니문 베이비는 부부가 초기 안정감을 찾아가는 데는 바람직하지 않다. 서로 다른 두 사람이 서로 맞춰 나가는 신혼 기간이 필요하다. 최소한 몇 개월에서 길게는 몇 년까지 가도 좋다. 물론 예외가 있는데, 이미 연애 기간에 동거를 통해 충분히 서로 실질적인 신혼기를 보낸 경우이다. 서로에게 맞춰진 상대라면 허니문 베이비도 괜찮다.

속궁합을 점쟁이의 판단에 맡기는 건 옳은 일이 아니다. 그런 판단만 듣고 제대로 노력하지 않는 건 잘못이다. 애초에 완벽하게 맞는 부부는 없다. 오히려 잘 맞춰 가는 노력을 하는 시기가 신혼기, 즉 허니문이니 아무리 아이의 출산을 빨리 원하더라도 좀 즐기고 느끼고 서로의 차이점을 이 시기에 조율해야 한다. **아무래도 허니문은 허니문답게 부부 사이도 좀 즐기는 게 낫다.** 아이는 그런 둘만의 행복 후 자연스러운 결실로 찾아오는 게 더욱 바람직하다.

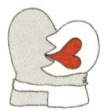

부부 침대의 가치

 필자는 가끔 TV 드라마를 보다가 답답함을 느낀다. 드라마에서 안방 침대는 주로 부부가 첨예한 갈등을 벌이는 무대로 묘사되기 때문이다. 서로 악쓰고 다투다가 휙 등을 돌리고 이불을 뒤집어쓰면 다른 한 명은 한숨을 푹 쉬고 침대에서 벌떡 일어난다. 게다가 흔히 침대는 불륜을 다룬 드라마에서 부적절한 관계의 남녀가 애정행각을 벌이는 무대로도 자주 등장한다.

 사랑하는 부부의 이상적인 애정 표현이 이뤄지는 공간으로 침대가 묘사되는 것은 찾아보기 힘들다. 고작해야 신혼부부의 침실 정도일까? 대부분의 우리나라 드라마에선 부부는 그 소중한 침대를 놔두고 그저

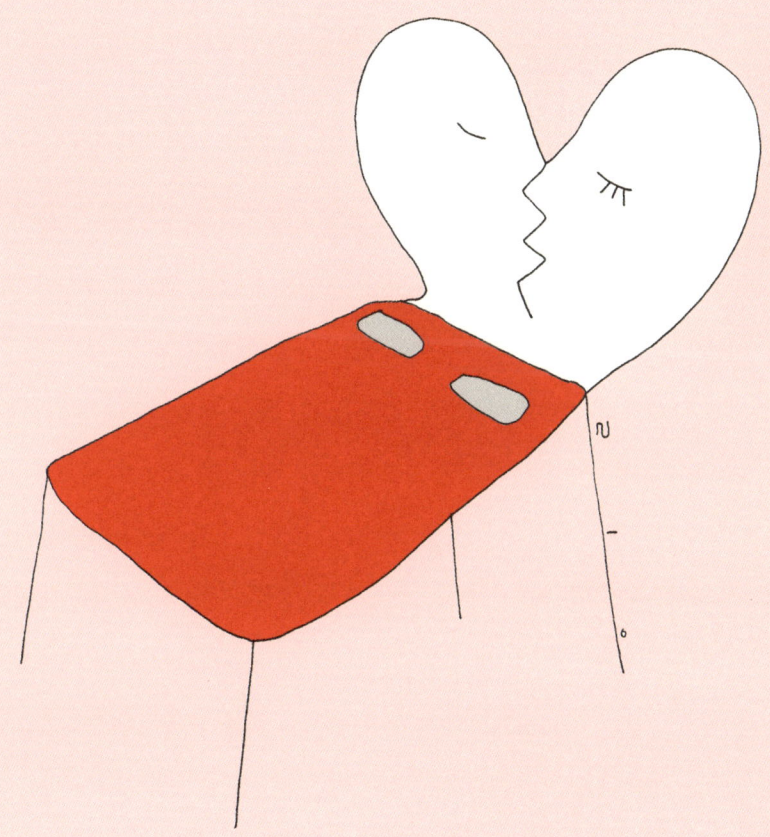

부부가 침대를 잠자고 섹스할 때만 이용한다면 잘못된 것이다.
부부에게 침대는 서로 대화하는 무대이자 즐거우면서 때로는 유치한 놀이터이다.

거실의 탁자에 옹기종기 둘러앉아 대화를 나눈다. 물론 그것도 정겨운 모습이긴 하지만 부부의 애정과 감정 표현은 침대에서 더 자연스러울 수 있다. 굳이 서양의 드라마와 비교하자면, 그들은 정해진 시간에 아이들을 그들 방에 따로 재우고 부부의 침실로 돌아와 둘이 이러쿵저러쿵 대화하거나 책을 읽거나 애정을 나누는 장면이 더 흔하다. 물론 무조건 서양문화가 더 낫다는 말은 아니다.

하지만 우리 문화는 여전히 성에 대해 이중성을 갖고 있다. **성을 드러내는 것을 어색해하고, 또 한편으로는 숨어서 극단적인 쾌락을 추구한다.** 어쩌면 그게 한국 부부들이 처해 있는 암울한 현실인지도 모르겠다. 그런 현실이 드라마의 제작에도 영향을 미치는 듯하다.

부부가 침대를 잠자고 섹스할 때만 이용한다면 잘못된 것이다. 부부에게 있어 침대는 서로 대화하는 무대이자 즐거우면서 때로는 유치한 놀이터이다. 아주 은밀한 일이 벌어지는, 아무도(심지어 아이도) 간섭할 수 없는 부부만의 비밀 공간이 돼야 한다.

회사일, 아이 문제, 집안의 갈등 등을 접어 두고 아주 평화롭고 이완된 상태로 '세상이 어찌 돌아가고 아무리 고되더라도 우리 둘 사이는 소중해, 같이 있는 게 편해'라는 감정적 친밀감을 함께 느끼는 것은 좋은 청량제가 될 수 있다. 여기에 가끔 자연스러운 성욕구를 보태서 성행위로 적절한 쾌감을 만끽하는 것은 어떤 황제의 휴식보다 더 낫다.

부부의 침대에 하나를 더 보탠다면 다양성이다. 중국 베이징의 자금

성에는 청나라 건륭제의 침대가 놓여 있다. 119마리의 용이 조각되어 있는 황제의 침대 위에는 날로 새로워진다는 의미의 '우일신(又日新)'이라는 글귀가 적혀 있다. 물론 황제는 나름대로 다른 뜻이 있었겠지만 성의학자인 필자의 관점에서는 바로 성생활에 날로 새롭게 변화를 준다는 성적 다양성(diversity)이라고 확대 해석하고 싶다.

성관계의 가벼운 변화를 의미하는 성적 다양성은 색다르고 엄청난 이벤트를 만들란 소리가 아니다. 실제 성행위 시 자극하는 부위를 조금씩 바꾸고 어떻게 자극할지, 어떤 순서로 자극할지, 체위를 어떻게 바꾸어 볼지, 어떤 공간에서 성행위를 할지 등등 사소한 변화에도 다양성은 커진다. **한마디로 성적 즐거움의 신선도를 유지하려면 변주곡이 필요하지 곡 전체를 다시 쓰거나 연주 단원까지 바꿀 필요는 없다.**

부부의 침대가 고가의 사치품이 되어야 분위기가 조성되는 것은 아니다. 누구에게도 침범 받지 않고 평화로운 여유를 나눌 수 있는 침대라면 또 여기에 성적 다양성까지 보태진다면 어떤 황제의 침대보다 우리 부부 침대의 값어치가 더 클 것이다.

최음제, 파멸의 시작

Q 성생활이 시들해져서 그런지 자꾸만 최음제에 관심이 갑니다. 듣자 하니 성생활을 획기적으로 즐겁게 해 주는 약도 있다던데 안전한가요?

A 연예인의 마약 사건이 도마에 오르면서 일반인들도 새롭고 강렬한 느낌을 원한다며 최음제까지 관심을 두니 걱정이 앞섭니다. 결론부터 말하자면 최음제라고 알려져 있는 스페니시 플라이(spanish fly), 요힘빈(yohimbin), 향정신성 마약류 등은 모두, 사용할 경우 인공적인 쾌락에 따른 '파멸'을 각오해야 합니다. 더군다나 상술 탓에 출처도 알 수 없는 성분의 약물이 함부로 나돌고 청소년까지 호기심을 보인다니 끔찍할 뿐입니다. 스페니시 플라이는 원래 딱정벌레의 일종으로, 칸타리딘(cantharidin) 성분을 함유하고 있습니다. 이 칸타리딘은 소변으로 배출되면서 요도를 자극하고 염증을 일으킵니다. 이러한 요도 작열감이 성적 흥분과 유사하게 느껴져서 고대에는 최음제로 여겨졌지만 일종의 부작용일 뿐 실제 성기능에 기여한다는 과학적인 근거는 없습니다.

문제는 칸타리딘의 독성이 매우 강해서 배뇨 시 통증, 발열, 혈뇨 같은 상대적으로 가벼운 증상부터 시작해서 심각하면 신장의 영구 손상과 사망에까지 이르게 만듭니다. 과거 유럽에서 낙태 유발제나 살인을 위한 독약으로 스패니시 플라이가 쓰였던 것도 이런 독성 때문입니다. 그런 위험 물질을 두고 미국 식약청(FDA)의 승인을 받았다는 거짓 정보와 광고가 인터넷에 떠도니 참으로 터무니없습니다. 일반 유통되는 것은 칸타리딘 성분은 없으며 몇몇 강장식품 등을 섞어 놓고 스페니시 플라이처럼 강렬함을 줄 것이란 암시를 상품명으로 이용하는 것일 뿐입니다. 칸타리딘이 들어 있는 진짜 스페니시 플라이는 인체에 사용해서는 안 되며 미국에서도 불법입니다.

과거에 국정감사에서도 이슈가 됐던 요힘빈(yohimbin)은 요힘베나무의 껍질에서 추출되는 성분으로 말초혈관 확장 작용이 있어 뭣 모르고 발기부전에 함부로 사용되다가 의학계에서 도태된 약물입니다. 일시적으로 성욕을 유발하거나 성흥분을 강화시킬지는 몰라도 그 부작용이 너무나 심각합니다. 극소량만 넘어서도 간질발작, 신장 손상, 급사 등에 이르는 무서운 부작용이 나타날 수 있습니다.

데이트 강간 약물로 잘 알려진 GHB(gamma-hydroxybutyric acid)는 중추신경 억제제로 유통이 법적으로 금지된 향정신성 마약입니다. 특히 술에 타서 마시게 하여 상대 여성을 무력하게 만드는데 상대 여성은 성 피해뿐 아니라 의식불명, 뇌사 등 심각한 심신의 부작용을 겪을 수 있습니다.

남녀 간에 성적 강렬함과 신선함을 원한다면 서로의 성적 취향, 자극 방식, 애정의 깊이가 진정한 최음제 역할을 합니다. 성행위에 따른 흥분과 만족, 친밀감의 상승은 우리 뇌에서 옥시토신이라는 물질을 상승시키며, 이는 몸에서 생산되는 자연 마약입니다. 그래서 사랑하는 감정과 성적 만족이 결합하면 쾌감은 최고조에 달하고 강렬하고 또 하고 싶어집니다.

어째서 이런 자연스러운 흐름은 무시한 채 상대에게 적절한 구애를 못하고 독극물이나 마약의 힘을 빌리는지 모를 일입니다. 또 흥분 고조를 원한답시고 인체에 유해하거나 성분불명의 화학물질에 겁도 없이 소중한 몸을 맡기는지 참으로 불쌍한 인생들이죠. 이런 약물들은 독성, 내분비계 교란 및 강한 효과를 위해 점점 용량을 높이고 습관화되다가 결국 심신의 파멸에 이릅니다. 더욱이 위험한 최음제가 함부로 유통되는데 정부 부처마다 다른 부처의 소관이라며 관리의 사각 지대에 내버려 두고 있다니 정말이지 서글픈 일이 아닐 수 없습니다.

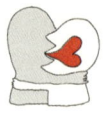

절제와 금기의 미학

사춘기에 접어든 딸아이의 성화에 얼떨결에 보게 된 영화 <트와일라잇>은 뱀파이어와 평범한 소녀의 사랑을 그린 동명 베스트셀러 소설을 영화화한 것이다. 딸아이 또래의 문화에 대한 호기심으로 보기 시작한 영화에 흠뻑 몰입했던 것은 영화에 깔려 있는 다분히 성적인 이슈들이 필자의 직업병을 또 자극했기 때문이다.

뱀파이어와 관련된 전설은 세계 곳곳에 있지만 서구 사회에서 뱀파이어가 널리 알려진 것은 19세기 영국의 작가 브램 스토커의 소설 《드라큘라》가 대중적으로 큰 인기를 얻으면서다. 드라큘라는 15세기의 실존 인물인 루마니아의 공작, 블라드 체페슈가 모델인데 정작 루마니아에서는 독립 영웅인 블라드 공작이 흡혈귀로 묘사되는 것을 지금도 탐탁치 않게 여긴다고 한다.

뱀파이어가 처음 인기를 끈 19세기 영국은 빅토리아 시대로, 금욕주의가 성행했다. 프로이트의 정신분석 이론이 그러했듯 뱀파이어 이야기의 유행도 금욕주의에 대한 반작용이다. 정신분석 이론을 빌리자면 뱀파이어는 도덕적 초자아에 반해 원초적인 욕망의 상징인 '이드'의 현신이라 할 수 있다.

1990년대 뱀파이어가 다시 인기를 끈 것은 코폴라 감독의 〈드라큘라〉와 톰 크루즈 주연의 〈뱀파이어와의 인터뷰〉 때문이다. 당시 에이즈의 창궐로 프리섹스에 대한 두려움이 고조되면서 뱀파이어가 재등장했다는 해석이 많다.

그러면 왜 이 시점에서 또다시 뱀파이어인가? 서구 문화권에서는 사춘기에 성관계를 시작하는 것이 이젠 흔한 일이 되었다. 〈트와일라잇〉에서 여주인공 벨라의 남자친구인 뱀파이어 에드워드는 벨라의 피냄새에 강한 식욕을 느끼면서도 초인적인 의지로 벨라를 지켜준다. 마치 혼전 순결을 목숨처럼 지키려던 과거의 우리 모습처럼 말이다.

에드워드를 만난 것 자체가 위험한 일임에도 이를 무릅쓰는 벨라에게는 성관계는 말할 것 없고 키스나 스킨십조차 생명을 건 모험이다. 사실은 그래서 더 스릴 넘치고 흥분되는 것이다. 성적인 것이 위험한 것이라는 메시지를 지속적으로 던지는 〈트와일라잇〉 시리즈를 두고 2000년대

조지 W 부시 대통령 시절 혼전 순결을 강조했던 성교육 정책의 결과물이라는 재미있는 견해도 있다.

성의학의 입장에서 〈트와일라잇〉의 두 연인을 보면 남녀 사이엔 금기가 애절한 감정을 고조시킴을 알 수 있다. 실제 성치료 기법인 성감 초점 훈련의 기본 원칙도 그러하다. 성감 초점 훈련의 시작단계에서는 삽입을 금지하고 애무로 온몸의 감각 자체에 집중해 즐거움을 찾는 훈련을 한다. **불만족스러운 성관계로 흥미를 잃은 커플은 오히려 성관계의 금지와 감각몰입의 단계적 접근을 반복하면 결국 금지된 성관계를 간절히 바라게 된다.**

때로는 삽입 성행위를 의도적으로 배제한 채 전희에 더 집중하는 것이 매너리즘에 빠진 부부 관계에 신선한 자극이 될 수 있다. 또한 상대에 대한 감정도 더 강하게 불러일으킬 수 있다. **당연시되던 것을 금지시키니 오히려 이를 갈망하게 되는 것이다.**

〈트와일라잇〉의 벨라와 에드워드도 그랬고 로미오와 줄리엣도 그랬다. 연애 소설과 영화에서 남녀 주인공은 절대로 쉽게 맺어지지 못해 독자와 관객을 애타게 만든다. 그것이 바로 절제와 금기의 미학이며 부부 사이에도 가끔 쓸 수 있는 장치라 하겠다.

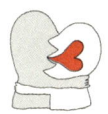

다르니까 부부다

우리 부부는 달라도 너무 다르다며 눈물짓는 아내, 어찌 이리도 답답하냐며 버럭 소리만 지르는 남편. 성격 차이로 인한 갈등에 고통받고 심지어 결별하는 부부들의 모습엔 늘 안타까움이 따른다. 게다가 부부간의 성격 차이는 성생활에도 영향을 준다. 마음이 안 맞는데 몸이 따라갈 리 없지 않은가.

절대 극복할 수 없는 벽 같은 부부간의 차이. 이는 극도의 갈등 요소지만 적절히 균형만 잡으면 희망을 줄 수도 있다. 최근의 한 연구 결과를 보면 부부간의 차이는 본능적 운명인 듯하다. 프라나 대학 비칼호(Bicalho) 박사팀의 연구에 따르면 배우자를 선택할 때 우리는 무의식적으로 자신의 유전자와 가능한 한 다른 상대를 찾는다고 한다. 연구팀은 무작위로 선발한, 부부가 아닌 남녀 152쌍과 실제 결혼한 부부 90쌍의 유전자 차이를 비교, 분석했는데 실제 결혼한 부부에서 그 차이가 더 확연했다. **즉, 스스로 선택해 결혼한 부부가 유전자적으로는 오히려 '남남'보다 더 거리가 멀다는 것이다.** 특히 이런 차이는 면역 기능을 관장하는 DNA 영역에서 뚜렷했다.

그동안 동물의 짝짓기 특성에 관한 연구들에서 MHC 조직적합성의 차이가 많이 나는 상대를 선택한다는 특성이 확인되었다. MHC는 면역 기능과 관련된 유전 요소로, 부모 간의 MHC 차이가 클수록 그 자손은 면역계의 다양성이 확보되어 그만큼 감염 등의 위험에 생존율이 높다. 그런데 MHC의 상이성이 인간의 짝짓기에서도 마찬가지라는 사실이 이번 연구에서 확인된 것이다.

유전적으로 원거리에 있는 개체 간의 짝짓기는 자손의 번식과 생존에 긍정적이다. 이는 문화인류학적으로 근친결혼이 터부시되고 먼 종족과 결혼해 왔던 풍습이 동서고금을 막론하고 존재했던 이유이기도 하다.

'그이와는 너무 잘 맞아! 척하면 척, 천생연분이지.'

흔히 우리는 짝짓기에서 자신과 여러모로 잘 맞고 비슷한 배우자를 택하는 것으로 여기지만 실제 연구 결과는 반대였다. 결국엔 인간도 배우자를 선택할 때 얼마나 자손이 번성할 수 있을지 본능적으로 영향을 받는다.

그렇다면 어떻게 자신과 다른 유전자를 가진 이성을 찾아낼까? 쉬운 방법으로 친족관계가 없는 대상을 선택할 수도 있다. 이보다 본능적으로는 상대의 체취나 얼굴 생김새 등을 통해 유전적으로 차이가 큰 배우자를 자신도 모르게 찾아낸다고 학계는 추정하고 있다.

개체의 성격도 상당 부분 유전적 기질에 영향을 받기에 성격 차이와 부부 갈등엔 운명론적인 측면도 있는 셈이다. 가장 극적이고 흔한 사례가 소극적이고 수동적이며 여성적인 남편과 강하고 적극적이며 억센 아내의 만남이다. 그래도 연애할 때는 이렇게 서로 다른 성격이 상호 보완되고 도움이 될 것으로 믿는다. 한마디로 콩깍지 씐 것인데 결혼 후 성격 차로 갈등이 깊어지면 후회막급일 뿐이다. 하지만 자신과 너무 달라 밉고 실망스러운 내 반쪽이, 내 자손을 위한 관점에서 보자면 본능이 짝지어 준 최선의 선택이었는지도 모른다. 서로의 장단점이 톱니바퀴 물듯 매끄럽게 돌아갈지, 날카로운 톱니끼리 부딪치다 결국 깨져 버릴지 부부 상호 간의 이해와 노력에 달린 것이다.

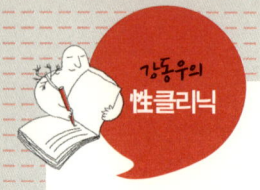

환경호르몬과 성(性)

 환경호르몬에 관한 텔레비전 다큐멘터리를 봤어요. 환경호르몬이라는 게 제가 생각했던 것보다 더 무시무시한 것이더군요. 성기능에도 영향을 줄까요?

 날씨가 쌀쌀해지면 따뜻한 커피나 차를 많이 찾게 됩니다. 저는 병원에서는 쓰던 컵을 전부 유리나 도자기 제품으로 바꾸도록 했습니다. 직원들은 불편하다며 하소연을 하지만 제가 그렇게 한 데는 이유가 있습니다.

우리의 삶에 너무 깊이 침투한 플라스틱, 바로 그 원료물질 중 하나인 비스페놀A(BPA)가 인체에 유해한 환경호르몬이기 때문입니다. 그동안 국제학계가 BPA의 위험성을 강력히 경고해 왔음에도 각국의 산업계와 정부기관은 이를 다소 등한시해 왔습니다. 하지만 연구 결과 유해성이 명백해지자 몇 년 전부터 미국·캐나다 등 서구사회는 정부 차원의 규제에 나섰습니다.

여러 연구에서 BPA는 호르몬 유사작용으로 내분비계를 교란시켜 불임이나 당뇨 등을 유발할 수 있는 것으로 밝혀졌습니다. 다만 이러한 연구 결과는 주로 동물실험에 따른 것이라 인간에게는 유해성이 다를 수 있다는 업계의 반론도 있습니다. 그런데 최근 인체 유해성이 직접 드러난 연구 결과가 발표되면서 적색경보가 울렸습니다.

'휴먼 리프로덕션(Human reproduction)'이라는 학술지에 최근 발표된 연구를 보면 고농도 BPA에 노출된 공장 근로자와 그렇지 않은 근로자 등 남성 634명의 성기능을 비교했더니, 노출군에서 발기부전이 무려 4.5배, 사정 장애가 7.1배 높았습니다. 성욕 감소 및 성생활 만족도의 저하도 4배나 심했습니다. 성기능 장애는 일에 종사한 지 1년 내에 시작되었고 BPA에 많이 노출될수록 발병률도 높습니다.

물론 일반인이 플라스틱 공장 근로자만큼 BPA에 노출될 가능성은 작습니다. 하지만 6세 이상 미국인 93%의 소변에서 BPA가 검출된다는 점은 시사하는 바가 큽니다. 더구나 저농도면 인체에 무해하다는 증거도 없고, 저농도라도 계속 노출되면 장기적인 위험성은 있으며, 극소량에서도 암을 유발하거나 내분비계를 교란시킬 수 있다는 연구 결과도 있습니다.

그럼 현시점에서 어떻게 위험성을 줄여야 할까요. 우선 플라스틱을 써야 한다면 BPA를 원료로 사용하지 않는 것을 쓰는 게 좋습니다. 또한 플라스틱에 열을 가하지 않도록 합니다. 한때 BPA가 포함된 젖병이 논란이 된 적도 있는데 뜨거운 우유를 넣어 두거나 젖병을 열로 장시간 소독하면 BPA가 더욱 방출되어 방어력이 취약한 아이들에게 성적 조숙증이나 내분비 문제를 유발할 수 있다는 보고가 있습니다. 마찬가지로 BPA가 포함된 플라스틱 용기에 뜨거운 음료나 음식을 담아 먹거나 전자레인지로 가열하는 것은 바람직하지 않습니다. 특히 오래 쓰거나 수세미로 씻어서 표면이 긁힌 용기는 BPA를 더욱 많이 방출합니다. 겨울철 뜨거운 캔음료도 내부가 플라스틱으로 코팅되어 위험 소지가 있습니다. 찌그러져 내부 코팅막이 훼손된 경우는 더 위험합니다. 이외에도 플라스틱 용기에 담긴 일회용 음식들은 가급적 다른 용기에 옮겨 담아 데우는 게 낫고 직접 전자레인지에 가열하지 않도록 합니다.

일상에서 쉽게 접하는 플라스틱까지 신경 쓴다면 지나친 기우 아니냐고 반문할지 모르겠습니다. 하지만 사소하다며 섣불리 무시하면 가랑비에 옷 젖기 마련입니다. 가벼운 주의가 아이들의 건강뿐만 아니라 어른의 성건강에도 영향을 줍니다. 쌀쌀한 날씨에 뜨거운 음료를 플라스틱 컵에 담으면 독배가 될 수도 있습니다.

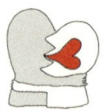

부부를 울리는 유리벽

'내가 너의 손을 잡으려 해도 잡을 수가 없었네. 보이지 않는 그 무엇이 나를 슬프게 했네.'

정치적으로 암울했던 1980년대에 유행했던 〈유리벽〉이란 노래의 도입부다. 많은 사람이 서글픈 노랫말에 사랑의 아픔을 표현한 것이라 여기지만 사실은 정치적 이슈를 우회적으로 표현했던 노래이다.

그런데 남녀 사이의 사랑과 성을 다루는 필자에게 이 노래의 가사는 또 다른 의미로도 가슴 깊이 와 닿는다. 자신을 둘러싼 '유리벽'을 느끼지 못한 채 아무리 상대가 '손을 잡으려 해도 잡을 수 없는' 불행을 안고 사는 부부가 제법 많다.

S씨 부부는 지독한 섹스리스로 '무늬만 부부'이다. 내성적인 S씨는 자신의 감정을 절대 아내와 공유하려 들지 않는다. 회사 스트레스도 좀처럼 표현하지 않고 스스로 돈 버는 기계처럼 여긴다. 게다가 섹스는 아내를 위한 의무라 여기니 중노동에 가깝다. 남들 보기엔 성실하고 흠잡을 데 없는 남편이라 웬 사치스러운 불평이냐 하겠지만 S씨를 둘러싼 엄청난 유리벽에 아내는 하루하루 망부석이 되고 있다.

반대로 T씨 부부는 아내의 유리벽이 문제였다. 소녀 같은 외모에 긴 생머리의 매력이 물씬한 아내를 둔 T씨는 빛 좋은 개살구이다. 공주처럼 자란 아내는 미혼 시절 자신에게 구애를 하는 수많은 남성에게 항상 둘러싸여 있었다. 숱한 연적을 물리친 T씨의 승리감은 잠깐이고 아내와의 결혼이 무리수였다는 것을 신혼 때 절감했다.

아내는 많은 사람의 이목과 인기에만 신경 쓴다. 심지어 친구일 뿐이라며 다른 남자들을 만나다 늦게 들어오기 일쑤였고 이를 탓하면 심각한 의처증으로 몰아세운다. 아내에게 외모 가꾸기는 시선을 사로잡는 무기라서 요즘은 성형 중독에 빠져 있다. 애를 가지면 달라질까 싶어 임신을 권했지만 아내에겐 엄마가 된다는 것이 '소름 돋는 일'일 뿐이다. 평생 '소녀시대'를 꿈꾸는 아내는 성생활마저 기피한다.

S씨나 T씨의 아내는 배우자와 친밀감을 형성하는 데 성격상 문제가 있는 경우이다. 좀 더 심각하면 정신과적으로 성격장애에 해당된다. **T씨의 아내와 같은 연극성 성격장애, 정서적 불안정이 심각한 경계선 성격장**

애 등도 부부 사이에 친밀관계를 갖기 어렵고 성생활도 힘들다.

　심각한 성격장애가 아니더라도 폐쇄성이나 내성적인 성격이 부부 사이를 가로막는 경우는 많다. 강제성이 개입된 탓에 부부관계를 피하는 부부도 있다. 즉, 부모의 일방적인 혼인 요구에 따른 결혼이나 결혼 후 부모의 개입이 심한 경우, 분노 감정으로 부모나 배우자의 부모를 상대와 동일시하면 유리벽을 만들게 된다.

　인간관계 중 성관계야말로 가장 강렬한 형태다. 성관계만큼 '사랑'이란 강한 정서 반응에 육체적으로 가까운 인간관계는 없다. 부부 사이가 안정적이지 못한 사람은 심신에 문제가 있다고 보는 게 옳다. **만약 멀쩡한 신체에 섹스리스라면 자신이나 상대방을 둘러싼 유리벽이 원인일 수 있다.**

　부부 사이는 도저히 합쳐질 수 없는, 겉으로는 투명한 유리 구슬이 만나는 게 아니다. 절반쯤은 겹칠 수 있는 두 개의 비눗방울이 만나는 것과 같다. 자신과 상대의 장단점이 드러나는 것을 두려워 말고 어느 정도 교집합을 만들어 박자를 맞출 수 있는지 노력해 보고 그래도 쉽지 않다면 전문가의 도움을 받는 게 좋다.

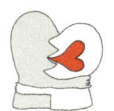

엉뚱한 누명

　추리소설의 여왕, 아거사 크리스티의 작품 《누명》은 작가가 스스로 뽑은 10대 작품 중 하나이다. 어머니의 타살에 둘째 아들이 누명을 쓴 채 옥중 사망하는데 2년 만에 아들의 결백이 입증된다. 사건 당시 외부의 침입은 없었고 그렇다면 가족 중 한 명이 범인인 상황이었다. 남은 가족은 커피의 쓴맛에도 서로를 의심하는 지경에 또 다른 살인까지 겪는다. 조금씩 알리바이가 드러나면서 실제 살인자는 극도의 공포에 떨게 된다. 등장인물의 억울한 누명은 추리소설에서 빠질 수 없는 장치인 셈이다.

　필자는 진료실에서 성 트러블 부부에게 어느 한쪽의 누명을 벗기는 탐정이 될 때가 제법 있다. K씨 부부의 사연도 이런 누명과 관련이 있다.

"아내와 궁합이 맞지 않아요. 아무리 노력해도 별 느낌이 없고, 그래서 성행위가 어렵습니다."

30대 후반의 K씨는 사실 재혼남이다. 첫 결혼에서도 비슷한 문제로 미모의 아내와 헤어졌다. K씨는 모든 문제를 아내 탓이라며 타박만 했다. 삽입해 봤자 아내의 몸속에선 별 자극이 없으니 발기를 유지할 수 없고 사정도 안된다며 불평했다. 그 고집에 아내에게 요상한 시술까지 시켰지만 당연히 허사였다. 함께 병원에 가 보자는 아내의 권고를 거부한 채 결국 이혼하고 말았다.

3년 후 K씨는 재혼했다. 새 아내를 선택한 데는 무엇보다 쉽게 흥분할 만큼의 상당한 미모를 가진 건강하고 적극적인 여성이라는 점이 큰 이유가 됐다. 하지만 새 아내와 첫날밤부터 실패하고 말았다. 그는 또다시 '궁합 타령'을 하며 모든 문제를 아내에게 투사했다. 아내의 끈질긴 설득에 마지못해 필자를 찾게 됐고 마침내 자신의 발기부전과 지루 문제를 받아들이고 치료하여 정상적인 성생활을 회복했다.

하지만 K씨의 문제는 이것이 끝이 아니었다. 첫 번째 아내에 대한 죄책감과 자책감에 심한 우울증을 겪게 된 것이다. 엉뚱한 누명을 씌웠던 그 과거를 사죄한다며 첫 번째 아내를 찾아 나섰지만 이미 그녀는 재혼해 단란한 가정을 꾸린 상태라 '있을 때 잘할 걸' 하는 극도의 후회만 밀려왔다. 게다가 두 번째 아내에게도 수치심을 느껴 자살까지 생각할 정도가 됐다. 다행히 K씨는 우울증과 성격 문제까지 필자의 치료를 받아 가면서 안정을 되찾았고 지금은 재혼한 아내와 행복한 삶을 살고 있다.

K씨 사례 외에도 부부 사이의 성 트러블에 엉뚱한 쪽이 누명을 쓰는 경우는 많다. 발기부전으로 찾아온 남성이 사실은 아내의 질경련증이나 극도의 성교통 때문에 성흥분과 발기 반응을 잃었던 것으로 진단된 경우가 있는가 하면, 불감증을 치료하러 온 여성이 실제는 남편의 조루로 인해 충분한 성흥분 시간이 부족한 것이 문제였던 경우도 있다.

성 트러블을 겪고 있는 부부들은 해당 문제가 상대방 탓이라는 오해를 하기 쉽다. **부부의 성문제에 무조건 어느 한쪽을 비방하고 잘 모르면서 상대에게 누명을 씌우는 것은 비겁한 짓이다.** 이는 부부라는 팀 의식에 위배된다. 전문적인 성의학 지식 없이 '네 탓 내 탓'을 해 봤자 해법을 찾긴 힘들다.

또, '모든 게 네 문제이니 너 혼자 가서 고치고 오라'는 식보다 설령 어느 한쪽의 문제라 여겨지더라도 '우리 팀에 문제가 있으니 함께 고민하고 같이 노력하자'는 자세가 서로의 어깨를 가볍게 한다. **같은 팀으로 기쁨과 슬픔을 함께 나누고, '소중한 사람이 옆에 있을때 잘해야 한다'라는 말을 부부들은 명심해야 한다.**

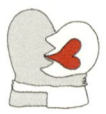

커피 달고 사는 당신

 '따뜻한 커피 한 잔의 여유'라는 어느 광고 카피처럼, 진한 헤이즐넛 향기만으로도 삶의 여유를 만끽할 수 있기에 필자도 짬이 날 때면 커피 한 잔을 즐기곤 한다. 하지만 커피 자판기 옆에 수북이 쌓인 종이컵과 그 안에 가득한 담배꽁초를 보거나 하루에 몇 잔씩 마시고도 모자라 테이크아웃 커피나 캔 커피를 달고 사는 사람들을 보면 자꾸 직업병이 도져서 그들에게 잔소리라도 늘어놓고 싶은 심정이다.
 적당량의 커피는 심리적 여유를 주고 중추신경계를 자극해 피로감이나 졸음에 긍정적인 각성 효과를 주는 등 삶에 활력소가 될 수 있다. 하지만 과도한 양의 커피는 성기능에도 악영향을 미친다.

원래 성기능은 혈관이나 자율신경계의 안정성에 상당한 영향을 받는다. **그런데 커피 속에 들어 있는 카페인을 다량 섭취할 경우, 심장 질환의 위험성이 증가하고 나쁜 콜레스테롤을 상승시켜 동맥경화를 유발하는 등 혈관 건강에 좋지 않다.** 또한 카페인은 아데노신이라는 신경 전달 물질을 억제시켜 교감신경계의 긴장을 초래하며 그런 상태에서는 성흥분이 줄어든다.

이뿐이 아니다. 카페인 섭취 시에 상승하는 콜티졸은 심신의 스트레스 상황에서 증가하는 호르몬으로 스트레스가 있으면 당연히 성기능이 위축된다. 물론 이런 얘기는 커피뿐 아니라 카페인이 많이 들어 있는 홍차·콜라 등에도 마찬가지로 해당된다.

굳이 따지자면 커피가 남녀 사이에 도움이 되는 부분이 전혀 없는 건 아니다. 커피 광고 속 금실 좋은 부부나 다정한 연인의 모습처럼 남녀 사이에 분위기 메이커 역할을 할 수도 있다. 또 성욕을 일부 상승시킬 것으로 기대할 수 있긴 하다. 커피가 여성의 성욕을 끌어올린다는 미국 사우스웨스턴대의 연구가 몇 년 전에 화제가 되기도 했다.

해당 연구에서 암컷 생쥐에게 적당량의 카페인을 주사했더니 암컷 쥐는 성욕이 상승하고 수컷과의 교미에서 보다 적극적으로 행동하는 현상이 관찰됐다. 하지만 이 연구를 찬찬히 훑어봤더니 핵심은 다른 데 있었다. 즉 이런 현상은 카페인에 노출된 적이 없는 대상에게 적당량 주입했을 때 나타나지만 카페인이 과량이거나 이미 습관적으로 카페인에 노출된 경우에는 그런 반응이 미미하더란 것이다. 이는 대부분의 포유동물에게도 해당되는 얘기다. 사람 역시 커피를 남용하는 경우엔 일시적인 성욕 상승 효과는 별로 없다고 볼 수 있다.

종류에 따라 다르지만, 보통 커피 한 잔에 100~150mg의 카페인이 들어 있다. 일반적인 연구에서 1인당 하루에 400~500mg까지의 카페인 섭취는 인체에 큰 문제를 야기하지 않는 것으로 알려져 있다. **하지만 카페인은 다른 음료 등을 통해서도 체내로 유입될 수 있으니 커피는 하루 2~3잔 이내가 적당할 것으로 보인다.**

특히 잠시라도 틈만 나면 자판기 커피에 담배까지 몇 대씩 피워대는 직장인 남성들은 각성할 필요가 있다. 필자의 눈에 그들은 삶의 여유를 느끼는 게 아니라 잠깐의 휴식 시간에 자신의 성기능을 몇 배나 망치고 있는 것으로 보인다. 가랑비에 옷 젖는다는 평범한 진리를 무시해선 안 된다.

잠시라도 틈만 나면 커피에 담배까지 몇 대씩 피워대는 남성들은 각성할 필요가 있다.
그들은 삶의 여유를 즐기는 게 아니라 성기능을 몇배나 망치고 있는 것이다.

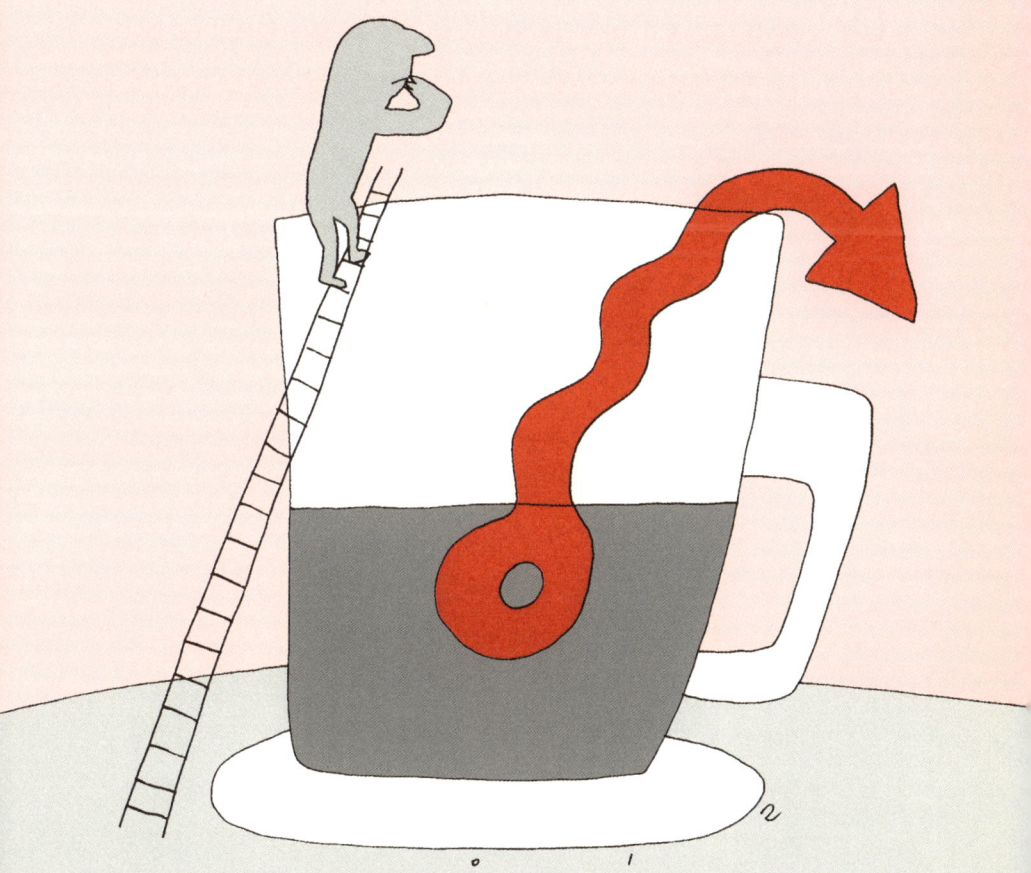

원초적 장면 피하기

 요즘 들어 아이가 자꾸만 성에 관련된 질문을 합니다. 자신이 어떻게 태어났느냐고 묻고, 늦은 밤에 엄마를 찾아 안방에 불쑥 들어오기도 합니다. 저희 부부가 성행위하는 것을 아이가 보면 어쩌나 자꾸만 걱정이 됩니다.

오페라 제작자 헤르베르트 그라프는 20여 년간 뉴욕 메트로폴리탄 오페라 극장의 무대감독을 역임한, 현대 오페라 역사의 주요 인물입니다. 그런데 그가 정신의학의 역사에서도 중요한 인물이었다는 것은 알려져 있지 않습니다.

사실 그는 프로이트의 정신분석 이론 확립에 결정적인 역할을 한 다섯 살의 어린 환자 '꼬마 한스'였습니다. 꼬마 한스는 말(馬)을 너무 두려워한 나머지 외출조차 기피했던, 소위 '말 공포증' 환자였습니다. 정신분석학자였던 한스의 아버지 막스는 아들의 문제를 프로이트와 논의했죠. 프로이트는 한스의 사례로부터 '원초적 장면(primal scene)'이라는 개념을 세우는 단서를 얻게 됩니다.

원초적 장면이란 어린아이가 목격한 부모의 성행위를 말합니다. 프로이트는 신경증 환자의 상당수가 이러한 원초적 장면을 경험했던 것을 보고 그 중요성을 제기했습니다. 아이가 부모의 성행위를 목격하는 것은 백해무익합니다. 아직 성(性) 개념이 정립되지 않은 미성년 아동이 어른의 성행위를 보면 엉뚱한 해석과 불안을 느낄 수 있습니다. 아이의 눈에 성행위는 남성이 공격적인 가해자로, 여성이 수동적인 피해자로 비칠 수 있습니다. 어머니가 아버지로부터 공격받는다는 폭력성이나 혐오감은 아이에게 성에 대한 뿌리 깊은 오해와 성기피를 불러일으킬 수 있죠.

필자는 성행위 때 행여 아이가 방으로 불쑥 들어올까 두려워 성흥분에 몰입하지 못한다는 부부를 자주 봅니다. 심지어 배우자와 성행위를 하는 것이 아이를 등한시하는 것 같다는 죄책감에 빠진 성기피증 부부들도 있습니다. 어떤 남편은 잠든 아이를 방바닥에 내려놓고 침대 위에서 성행위를 하려 듭니다. 하지만 이 또한 원초적 장면에 노출될 위험성이 커 아이에게 좋지 않고 부부에게도 성흥분의 방해 요소가 될 뿐입니다.

위의 사례에서 보듯이 자녀가 부부의 성관계에 부정적 영향을 미칠 수 있습니다. 소중한 아이지만 부모, 자녀 사이에도 적절한 경계선을 긋는 것이 현명하며 가족 구성원 간의 건강한 분리는 아이의 정서 발달에도 중요합니다. 그 경계선이 모호하고 뒤엉키면 아이의 독립성은 훼손되고, 지나친 의존성을 초래할 수 있습니다. 부부의 성생활을 아이 때문에 피할 수는 없습니다. 부부와 아이 모두를 보호할 안전장치를 두면 됩니다. 너무 어려 꼭 함께 자야 한다면 성행위 때만큼은 잠시 아이를 침실 밖으로 옮겨야 합니다. 아이가 밤중에 불쑥 문을 열고 들어올 나이라면 성행위 중에는 과감히 방문을 잠그는 게 올바른 부모의 모습입니다.

"엄마아빠, 방문 잠그고 뭐했어?"라고 묻는 아이의 천진난만한 질문에 너무 부끄러워할 필요는 없습니다. 오히려 엄마와 아빠 사이엔 아름다운 비밀이 있고 그 사랑의 결실로 네가 태어났으며 여전히 엄마, 아빠는 서로 사랑하고 있다는 은근한 암시는 아이에게 성의 고귀함을 가르치는 기회가 될 수 있습니다. 다만 이는 암시로 끝나야 합니다. 직접적인 성행위의 노출은 부부와 자녀 모두에게 바람직하지 않습니다.

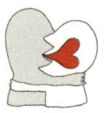

남편의 명절증후군

명절 즈음에 길게 늘어진 귀성행렬을 보면 생각나는 환자가 있다. 흔히 명절증후군이라면 여성의 전유물로 여기지만 30대 후반의 남성 C씨는 그 반대였다.

"저는 아내에게 성욕을 못 느낍니다. 명절이 지나면 극에 달하죠."

그는 지방 출신으로 명문대를 졸업하고 사회적으로 성공한 인물이다. 하지만 가난한 농부의 아들로 집안 배경은 별 볼 일 없다. 그의 성공 가도에 결혼은 언뜻 금상첨화인 듯했다. 미모의 아내는 집안 배경까지 좋아 C씨는 주변의 부러움을 샀다. 반면 부족한 학력에 열등감이 컸던 부잣집 딸은 돈 많은 남자에 콧방귀를 뀌었고 학벌 좋은 남편에게 한눈에 반했다. 능력에 비해 배경이 없던 C씨도 장인이 대단한 인물이란 사실에 기뻤지만 독이 든 사과라는 것을 결혼 직후 절감했다.

신혼부터 C씨의 아내는 불만을 드러내기 바빴다.

"시댁 못사는 것 창피해. 집은 낡고 퀴퀴한 냄새에 찬물밖에 안 나와서 가기 싫어. 동서들은 또 어떻고? 사람들이 촌스러워."

명절 시댁 다녀오는 길엔 끊임없이 불평을 했다. 점점 그들의 명절 나들이는 시댁은 무박, 처가는 3일로 바뀌었다.

게다가 C씨는 처가에 가는 것이 지옥에 가는 것 같았다. 장인장모는 사위 입장은 아랑곳없이 외동딸의 불만만 받아주며 사위를 나쁜 놈이라고 몰아세웠다. 친정 방문에 기세등등해진 아내는 시부모에게 처가의 절반만이라도 해달라는 남편의 하소연에 면박만 주었다.

"개천에서 용 난 주제에……."

습관처럼 내뱉는 아내의 말에 가슴은 멍들었고 모멸감은 극에 달했다. 심지어 명절이 지나면 시댁 다녀와서 힘들었으니 스트레스를 푼다며 근사한 곳에서 근사한 남자들을 만나는 일도 늘었다. 결혼 후에도 여전히 자신의 미모가 통한다며 기뻐하는 철부지 아내는 급기야 외도를 일삼았고, 이를 나무라는 남편을 그저 불구자 취급하기 바빴다. 성기피로 아내의 손에 질질 끌려온 남편 C씨는 필자에게 이렇게 토로했다.

"지금 아이를 낳는 것은 불행을 낳는 것이나 다름없어요. 불행은 저 하나만으로도 족합니다."

C씨를 멍들게 한 것은 상대와 그 가족에 대한 아내의 공격과 멸시였다. 이는 부부 사이에 금기시되는 일 중에 하나이다. **가족은 나와 떼려야 뗄 수 없는 혈육이자 나의 근원이다.** 그러므로 가족에 대한 공격은 곧 내 근원에 대한 공격이며 여기에는 원초적 감정이 묻어나기 쉽다. 명절증후군이나 명절 직후에 이혼율이 증가한다는 통계에 이런 배경도 있다. 자신과 가족이 존중받길 원한다면 배우자의 가족도 존중해야 한다. **물론 여기엔 어떤 가족 구성원보다 내 배우자를 더 소중히 여기고, 양가의 지나친 개입은 적절히 선을 긋는 것도 필수이다.**

요즘 젊은 부부들을 보면 우리 가족 문화는 점차 시댁 중심에서 처가 중심으로 바뀌고 있다. 이제 시집간다는 말은 옛말이 된 것을 실감한다. 단언컨대, 아직은 여성들에게 더 힘든 명절이지만 명절증후군에 시달리는 남성도 늘어날 것이다. 필자의 진료실도 명절이 지나면 유달리 환자가 늘어난다. 연휴가 끝난 뒤에 얼마나 많은 환자가 또 어떤 안타까운 사연들을 안고 나타날지 생각하면 벌써부터 마음이 아프다.

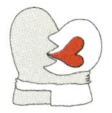

돈으로 살 수 없는 행복

"아내와 성행위가 즐겁지 않으니 제가 여자를 좀 샀습니다. 그게 병원 올 일입니까?"

30대 후반의 남성 L씨는 다짜고짜 화부터 냈다. 필자의 진료실엔 가끔 L씨처럼 자신의 문제를 전혀 깨닫지 못하는 남성이 찾아온다. 대부분의 환자가 행복을 위해 문제를 고치고자 병원을 찾는데 L씨는 오랜 세월 아내의 설득에 겨우 병원에 와서도 여전히 기고만장에 뻔뻔함으로 일관했다.

남편 L씨는 결혼을 하고도 성매매와 외도를 일삼았다. 초면에 필자가 마치 아내 편인 양 적대감에 화만 내던 남편과 그래도 이혼은 하고 싶지 않다는 아내. 필자도 사람인지라 처음엔 차라리 아내에게 이혼을 권하고 싶을 정도였다.

L씨는 첫 성행위를 성매매를 통해서 경험했다. 변변한 연애 경력이 없던 그는 미혼 시절 성욕을 느낄 때마다 직업여성과 성행위를 했고 접대나 친구들과의 술자리에서도 반복됐다. 그의 모든 성행위가 직업여성에 의한 아주 말초적이고 변태적인 자극을 가만히 누워 수동적으로 받기만 하는 식이었다.

그의 문제는 결혼을 하면서 드러났다. 단 한 번도 남성 주도의 성행위를 해 본 적이 없던 그는 신혼 첫날밤부터 발기 반응에 어려움을 겪었다. 아내는 강렬하고 주도적인 말초자극을 주지 못했고 흥분이 안된다며 제대로 좀 자극하라고 아내를 비난했다고 한다. 뒤늦게 밝혀졌지만 그의 내면은 자신이 성행위를 주도해 본 적이 없기에 아내와 성행위를 할 때면 무척 긴장하고 불안했던 것이다. .

평소(?)와 다른 수준의 자극에 흥분을 하지 못한 L씨는 아내와의 성행위가 계속 실패하자 아예 시도조차 하지 않았다. 아내와 성문제로 다투면 직업여성을 통해 자신의 성기능이 정상임을 확인하는 일을 반복했다.

사실 L씨는 상황성 발기부전 환자였다. 이런 환자는 특정 상대나 상황에서만 정상적으로 반응하고 그 외에는 발기가 안된다. 그의 잘못된 성행위 습관이 일반적인 성반응을 제한하는 것이다. 이는 엄밀히 말하자면 성매매에 따른 불행 중 하나이다.

아내의 인내와 배려에 필자의 성치료를 받아 상태 호전을 보이던 L씨가 지난 연말 진료실에서 불쑥 놀라운 말을 꺼냈다.

"박사님께 야단맞을 각오를 하고 말씀드리면 사실 이번 송년회 때 술기운에 또 한 번 외도를 했습니다. 여전히 아내보다 성매매 여성이 더 저를 자극해 주긴 했죠. 그런데 무척 허무했습니다. 아내와 느꼈던 친밀감은 없고 말초자극이 모든 것을 대신하는 셈이더군요. 결국 제가 받았던 자극은 절름발이었어요. 적절한 자극과 친밀감의 균형이 성적 만족과 행복을 주는데, 감정이 없으니 그저 강렬한 말초자극으로 대신할 뿐이더군요. **마음을 함께하는 아내와의 성행위가 교감 없이 말초자극에만 국한된 행위보다 훨씬 소중하고 더 큰 만족을 준다는 것을 이제야 알았습니다.** 그건 아내 이외엔 이 세상 누구와도 함께할 수 없는 것이고 돈으로 살 수도 없더군요."

L씨의 표현과 과거력에 뜨끔하거나 말초자극에만 급급해 성매매를 일삼는 남성들이 있다면 부디 반성하기 바란다. 물론 우리 주변엔 착하고 가정적인 남성이 더 많다. 비난을 무릅쓰고 이런 글을 쓰는 이유는 **성문제를 엉뚱한 곳에서 해결책을 찾거나 엉뚱한 폐습에 젖은 남성들은 이제부터라도 마음을 고쳐먹길 바라는 마음 때문이다.**

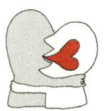

불황 땐 부부도 구조조정

1998년 외환위기, 그리고 10년 만에 다시 찾아온 세계적 경제위기는 지금도 여전히 현재진행형이다. 이런 불황의 여파는 부부생활에도 영향을 미친다. 경제력 상실에 따른 이혼이 급증할 수 있고 이전부터 부부 갈등의 골이 깊었다면 더욱 그렇다. 그동안 애정 없이 필요에 의해 결혼을 유지하던 부부는 이혼 위기에 직면한다. 특히나 가정경제가 붕괴되면 여성이 남편을 떠날 가능성이 높아진다.

불황기엔 심리적 위축에 성욕이나 성생활이 제한되는 등 부정적 측면이 있다. 하지만 성생활과 가정에 또 다른 긍정적 상황도 생긴다. 즉, 부부 사이에 구조구정이 일어난다는 점이다. 불황기엔 남성이 가정으로 돌아오는 성향이 있기 때문이다. 이는 지난 외환위기 때도 나타났던 현상이다. **비 온 뒤에 땅이 굳는다고 부부 사이에 불황의 위기감이 공통분모가 되어 단결을 모색하다 보면 전화위복의 계기도 얻게 된다.**

"예전엔 밤마다 회식이다 뭐다 술에 취해 늦게 들어오더니 요즘은 매일 일찍 들어와 옆을 맴도는데 오히려 부담스러워요."

최근 필자의 진료실엔 경제위기에 이런 고민을 하는 아내가 많이 찾아온다. 불황기에 웬 호사스러운 성생활이냐 싶겠지만, 섹스리스 등 쌍방의 성 트러블을 개선하려는 부부 환자는 오히려 늘었다. 호황기엔 각자의 성기능을 치료하려는 남녀 개인 환자가 많았던 것과 대조적으로 말이다.

최근 미국 언론에서 월스트리트의 부자들을 조사한 보도도 비슷한 점을 시사한다. 남성 대부분은 불황에 애인과 관계를 청산하거나 관계 유지에 드는 비용을 줄일 계획이 있다고 답한 반면, 여성은 대부분 그렇지 않다고 답했다.

즉, 남성의 경우는 경제적 여유가 있을 때 외도가 늘고 불황기엔 외도라는 사치스러운 생활을 접는다. 경제력의 붕괴 등 생존 문제로 발등에 불이 떨어지니 애인은 안중에 없다. 일단 살아남아야 하기 때문이다. 반면 여성의 외도는 이미 정서적으로 친밀감에 빠진 깊은 관계가 많아 불황과 무관하게 지속되는 경향이 있다. 여성의 외도가 더 파괴적인 이유도 여기에 있다.

불황기엔 콘돔의 판매도 눈에 띄게 증가한다. 지난해 후반 세계적 불황기에 세계 최대 콘돔 회사의 판매량이 전년 대비 8%나 상승했다는 실적 보고도 있고, 임신 테스트기와 성인용품 판매량이 급증했다는 보고도 많다. 남편이 가정으로 돌아오니 성생활은 늘었지만 출산, 양육의 경제적 부담감 때문에 출산을 기피해 생긴 현상이다. 불황에 모두 씀씀이를 줄이듯 별도 지출이 없는 가정 내 성생활이 늘 수밖에 없다는 차가운 경제논리적 해석도 가능하다.

하지만 이보다 훨씬 중요한 심리적 분석을 하자면, 경제력 상실의 불안감에 제일 가까이 있는 배우자에게서 위안과 안정감을 되찾고 보호받고 싶은 모성 회귀의 잠재적 욕구가 남편을 가정으로 복귀시킨 측면도 크다.

어쨌든 불황기는 가정으로 돌아갈 수밖에 없고 또 돌아가야 할 시기이다. 이에 제대로만 대응하면 부부 사이의 불협화음을 개선할 절호의 기회가 될 수 있다. **지금은 고통을 나누는 따뜻한 말 한마디와 애정표현이 부부 사이에 평소보다 훨씬 더 강력한 효과를 발할 수 있는 때이다.** 너무나 힘든 불황이지만 위기는 기회란 말이 경제뿐 아니라 부부생활에도 마찬가지니 희망을 잃지 말기를 바란다.

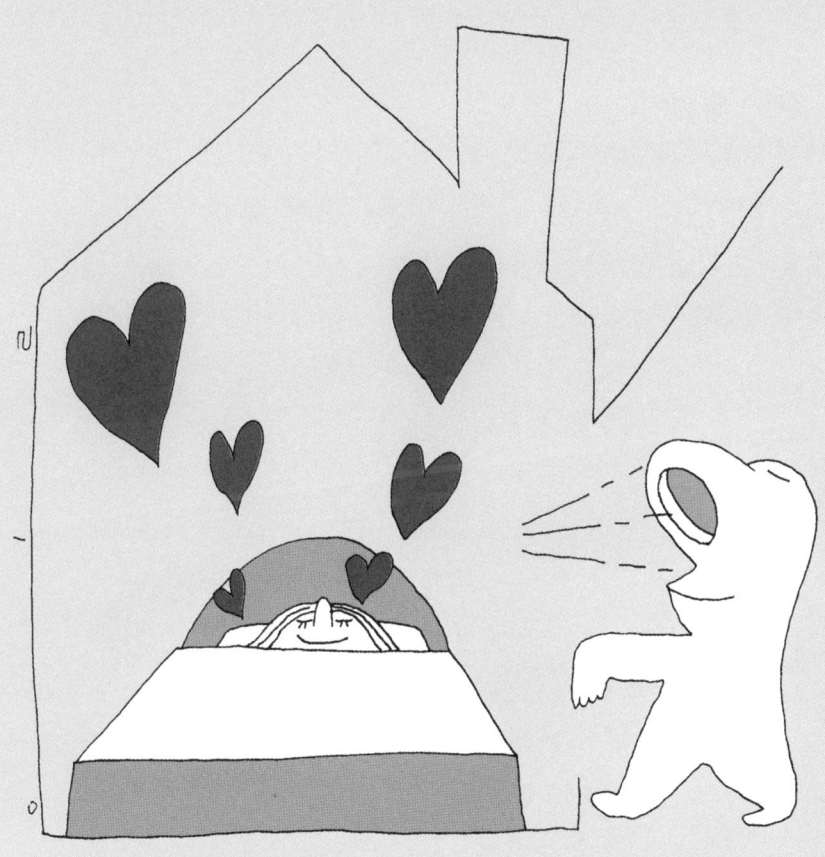

경제력 상실의 불안감이 배우자에게서 안정감을 찾고 싶은 모성 회귀의
욕구를 깨워 남편들을 가정으로 복귀시킨다.
불황기는 가정으로 돌아갈 수밖에 없고 돌아가야 할 시기이다.

부록
동상이몽의 현주소

성, 얼마나 중요한가?

올해 5월 강동우 성의학연구소에서는 대한민국 성인 남녀 1,246명을 대상으로 '한국인의 성생활 및 성의식 조사'를 실시했다. 그 결과 응답자의 88.8%가 '성생활이 인간 관계에 있어 중요하다'고 답했다.

구체적으로 살펴보면 남성 628명 중 580명이, 여성 618명 중 526명이 이같이 응답했다. 반면에 성생활이 중요하지 않다고 답한 사람은 전체의 8.6%에 불과했다. 통계 수치만 놓고 보면 성생활의 중요성을 모르는 사람은 거의 없는 것처럼 보인다.

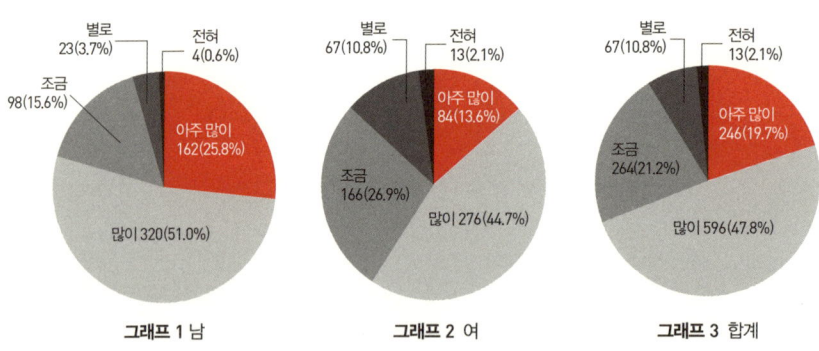

그래프 1 남   남자 총 628명 중 아주 많이 162(25.8%), 많이 320(51.0%), 조금 98(15.6%), 별로 23(3.7%), 전혀 4(0.6%)

그래프 2 여   여자 총 618명 중 아주 많이 84(13.6%), 많이 276(44.7%), 조금 166(26.9%), 별로 67(10.8%), 전혀 13(2.1%)

그래프 3 합계   남녀 합계 총 1246명 중 아주 많이 246명(19.7%), 많이 596명(47.8%), 조금 264명(21.2%), 별로 90명(7.2%), 전혀 17명(1.4%)

대한민국은 지금, 동상이몽

그렇다면 이들의 생각과 실제 성생활은 얼마나 일치할까? 필자는 조사 대상자 중 20대 후반에서 40대 후반의 기혼 남녀 817명을 대상으로 섹스 빈도를 조사했다. 결과는 충격적이었다. 기혼 여성 527명 중 205명(38.2%)이 '월 1회 이하거나 거의 안 한다'고 답했다. 기혼 남성의 경우 290명 중 76명(24.9%)이 월 1회 이하라고 응답했다. 유감스럽게도 성생활이 중요하다는 생각과 현실 사이에 커다란 괴리가 있었던 것이다.

1년에 10회 미만, 혹은 한 달에 한 번 이하의 성관계를 갖는 경우를 흔히 '섹스리스(sexless) 증후군'이라고 표현한다. 통계 결과를 보면 남성의 경우 여성보다 섹스리스 비율이 낮다. 이는 남성들의 혼외정사가 포함된 수치일 가능성이 높다. 따라서 실제 부부간의 섹스리스 비율은 여성의 섹스리스 비율로 판단한다. 이렇게 보면 대한민국 성인 부부의 섹스리스 비율은 30%를 훌쩍 넘어섰다.

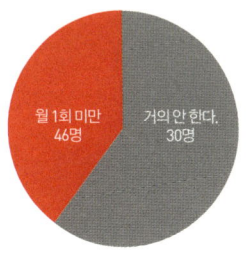

그래프 1 기혼남

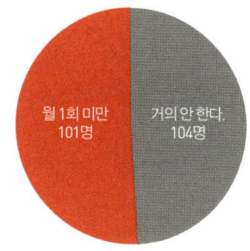

그래프 2 기혼녀

그래프 1 기혼남 월 1회 미만 46명 + 거의 안 한다 30명 = 총 76명
전체 기혼남 중 섹스리스 비율 24.9%

그래프 2 기혼녀 월 1회 미만 101명 + 거의 안 한다 104명 = 총 205명
전체 기혼녀 중 섹스리스 비율 38.2%

성생활의 이유

항목	남	여
사랑(친밀감)의 확인	374	418
쾌락	171	32
존재감 확인	21	10
임신을 위해	8	29
관계의 유지	27	62
상대방의 요구(의무)	32	56
총계	604	607

팔자는 남 604명과 여 607명에게 각각 성생활을 하는 주된 이유가 무엇인지 질문했다. 남녀 모두가 가장 많이 택한 대답은 '사랑이나 친밀감의 확인'이다. 그런데 두 번째로 높은 비율을 차지하는 대답이 남녀의 성별에 따라 다름을 확인할 수 있다. 남성 171명이 성생활의 이유로 쾌락을 꼽은 반면 여성은 단 32명만이 쾌락을 선택했다.

여성들이 사랑이나 친밀감의 확인 다음으로 중요하게 생각하는 것은 '관계의 유지'였으며 '상대방의 요구' 때문이라는 답도 적지 않았다. 섹스는 부부간의 친밀감을 더해 주고 삶의 질을 높여 주는 훌륭한 수단이다. 그런데 주객이 전도되면 섹스를 점점 꺼리게 될 수 있다.

내 남편, 내 아내를 자극하는 것들

이성과 첫 성행위를 할 때 우리는 어떤 요소에 강한 자극을 받을까? 팔자는 이러한 궁금증을 해결하기 위해서 다양한 항목을 제시하고 답변을 받았다. 결과의 신빙성을 높이기 위해서 복수 응답이 가능하도록 했다.

항목	남	여
얼굴	217	50
몸매 또는 체형	390	96
성기 자극	247	170
일반적인 스킨십	205	331
정서적인 친밀감	169	333
강인한 체력	9	43
사랑의 속삭임	66	209
체취나 향수	64	51
분위기	199	355
상대방의 패션	67	5
상대방의 능력(지적, 경제적)	5	14
야한 동영상	42	20
특이한 성행위 방식	39	15
총계	1719	1692

흔히 알려진 대로 남성들은 시각적인 요소들, 즉 이성의 몸매와 체형, 얼굴에 강하게 자극을 받는다. 또 성기 자극과 스킨십과 같은 직접적인 자극에 의해 성충동을 느끼고 분위기와 정서적인 친밀감은 그 뒤를 잇는다. 반면에 여성들은 분위기에 자극 받는다는 답변이 압도적으로 높다. 정서적인 친밀감과 스킨십이 뒤를 잇고 사랑의 속삭임도 정서적인 요소 못지않게 중요하다.

이러한 통계 결과를 통해서 팔자는 남성과 여성이 서로의 특이성을 이해해야 한다는 결론을 내렸다. 부부가 서로의 차이를 인정하고 내 아내가, 혹은 내 남편이 자극을 느낄 만한 요소들을 갖추고자 노력해 보자.

섹스리스 해법

"피곤해 죽겠는데 섹스할 힘이 있겠어요? 성욕 자체를 잃어버렸어요."

최근 들어 맞벌이와 육아 때문에 시간 부족과 피로 등을 호소하며 성관계를 포기하는 이른바 'DINS(Double Income No Sex)족'이 등장했다. 이들의 출현으로 대한민국의 섹스리스 부부는 더욱 증가하는 추세이다.

우리는 실제 통계로 확인된 바, 많은 부부들이 원활하지 못한 성생활 때문에 고민하고 상처 받는다는 사실을 알고 있다. 따라서 성과 관련된 여러 가지 질문을 통해서 주목할 만한 결과를 얻었다.

전희(삽입 전 스킨십) 시간

항목	남	여
스킨십 거의 안 한다.	12	67
1~3분	63	114
3~5분	94	139
5~10분	214	162
10~20분	163	86
20분 이상	48	28
총계	594	596

자위를 해 본 적이 있는가?

항목	남	여
예	584	367
아니오	13	225
총계	597	592

전희를 제외한 실제 삽입 성행위 시간

항목	남	여
1분 미만	3	12
1~3분	25	43
3~5분	76	102
5~7분	85	120
7~10분	129	148
10~20분	175	124
20분 이상	101	47
총계	594	596

오르가슴을 느끼는가?

항목	남	여
할 때마다 매번 느낀다.	181	54
거의 대부분 느낀다.	251	146
가끔 느낀다.	126	185
거의 못느낀다.	24	150
전혀 못느낀다.	1	49
총계	583	584

통계 결과를 보면 우리의 성생활은 아직도 남성 중심적이고 삽입 성행위를 중요시하는 측면이 있음을 알 수 있다. 본문에서 누누이 강조했던 전희 시간도 남녀 모두에게 너무 짧기만 하고, 이는 오르가슴을 느끼지 못하는 결과로 이어진다.

실제로 2001년 미국 킨제이 성연구소에서 섹스리스의 원인을 분석한 결과 시간이나 신체적 부담 등의 물리적 원인보다 더 중요하게 작용하는 원인이 있었다. 부부 간의 존중이 부족하고 섹스에 대해 만족하지 못하는 현상이 많은 부부들을 섹스리스로 만들고 있다.

피곤해서 섹스리스가 되었다는 것은 핑계일 뿐이다. 성관계는 단순한 쾌락 이상으로 훌륭한 운동이다. 성행위는 신체 호르몬을 활성화해서 건강 관리와 컨디션 조절에도 그만이다. 맞벌이나 야근 등이 섹스리스의 원인처럼 보일 수는 있다. 그러나 사실은 재미있는 섹스를 즐기지 못함으로써 대한민국의 부부들은 성행위의 즐거움과 점점 더 멀어지고 있는 것이다.

부부가 함께 노력해 성적 쾌감을 높이면 오히려 섹스가 적절한 '운동'이 될 수 있다. 즐거운 성, 재미있는 성을 즐기기 위해서는 부부가 솔직히 터놓고 대화해야 한다. 서로 다른 두 사람이 하나가 되고자 끊임없이 노력하고 전문가와의 상담이 필요하다면 적극적으로 고려해 봐야 할 것이다.